John Selby

wieder klar sehen

Ein ganzheitlicher Wegweiser zur Selbstheilung von Sehschwächen

HERZSCHLAG

Deutsche Erstausgabe
HERZSCHLAG, Verlag Brigitte Maier, Berlin
1. Auflage Juli 1983

Herausgeber:	Aradhana und Jockel Maier
Übersetzung:	Wolfgang Gillessen Urs-Martin Hufnagel
Wissenschaftliche Beratung:	Urs-Martin Hufnagel
Zeichnungen:	Swami Deva Puratana
Design und Layout:	Swami Chetan Leeladhar
Umschlagentwurf:	Swami Om Prakash
Composersatz:	Ma Gyan Shanto Swami Deva Nirdosh VIHAN GmbH, Berlin-West
Druck:	Jürgen Kleindienst, Berlin-West

ISBN 3-922389-12-0

Prited in Berlin-West

INHALT

Dieses Buch von John Selby stellt weit mehr dar als eine Übungsanleitung zur Verbesserung des Sehvermögens. Der Autor begibt sich in die Tiefe der Gesamtproblematik, die wir, als wären Scheuklappen vor unseren Augen, oft nicht zu sehen vermögen. Seine These, daß „klar sehen" weniger eine Frage der Physiologie als der geistigen Erwartungshaltung ist, umfaßt alle Bereiche des Lebens.

Joel Kramer

Autor von „the passionate mind"
Deutsche Ausgabe: „Leidenschaft der Erkenntnis"

GELEITWORT
von Raymond Gottlieb, OD, PhD.

Mit großer Freude habe ich dieses Buch gelesen. John Selby schreibt ansprechend und leicht verständlich und ermutigt uns Leser zu jedem Schritt auf dem Weg zur Gesundung. Die Übungen werden als praktikables Selbsthilfe-Programm dargeboten und können dem Leser von großem Nutzen sein, wenn er sie ernsthaft praktiziert. Dabei mag durchaus der erste Anstoß eine gewisse Forschbegierde oder schlichte Neugier sein; während jedoch der Sinn des Programms nur durch eigene Erfahrung im Umgang mit den Übungen erschlossen werden kann. In der Freude über den fortschreitenden Heilungsprozeß jedoch liegt der eigentliche Schlüssel zum Erfolg.

Der Optometrist William Bates hat in seinem grundlegenden Pionierwerk um die Jahrhundertwende klar ausgesagt, daß die von ihm selbst entwickelten bahnbrechenden Techniken zur Verbesserung der Sehfähigkeit nur den Beginn einer Entwicklung darstellten, wobei künftigen Innovatoren die Aufgabe zukäme, den von ihm geebneten Weg auszubauen und zu erweitern. Den Veröffentlichungen zum Thema Verbesserung der Sehfähigkeit wird mit John Selby's Buch mit Sicherheit eine neue, wichtige Dimension hinzugefügt.

John Selby arbeitet als Therapeut, Autor und Lehrer auf dem Gebiet der Psychologie und der ganzheitlichen Sehtherapie. Seine berufliche Bildung und Erfahrung reicht von Forschung über Wahrnehmungspsychologie am Forschungsinstitut für Neurologie und Psychiatrie für das National Institute for Mental Health bis zu Forschungsstudien über psychosomatische Phänomene für die Theologische Fakultät in Berkeley.

Zusätzlich zu seiner Tätigkeit als Institutsleiter am American Institute for Visual Health befaßt er sich aktiv mit der Erforschung der Selbstheilungskräfte des menschlichen Körpers und hält hierüber, verschiedentlich auch in Europa, Vorträge und Seminare ab. Er lebt in Santa Barbara, California, und in Berlin; an beiden Orten lehrt er und ist als Therapeut tätig, während er weiterhin Forschung betreibt und veröffentlicht.

VORWORT

Das Hauptanliegen dieses Buches ist, neu entwickelte Techniken zur Wiederherstellung der vollen Sehkraft insbesondere bei Kurzsichtigkeit vorzulegen. Demzufolge zielt die Erörterung darauf ab, visuelle Fehlentwicklungen zu verstehen und zugleich den Heilprozeß selbst nachzuvollziehen.

Die hier dargebotenen Erörterungen und Übungen sind aber auch für jene Normalsichtigen lohnenswert, die an der Erforschung ihres visuellen Potentials interessiert sind und mehr über die grundlegenden Heilungskräfte des eigenen Körpers erfahren möchten.

Bekanntlich wird das Phänomen des Sehens nicht nur durch die Augen, sondern auch durch das unermeßliche, teilweise noch brachliegende Potential des Gehirns bewirkt. Erst die Wechselwirkung von physischen, intellektuellen, emotionalen und spirituellen Aspekten in uns macht unsere Seherfahrung aus. Aus diesem Grund behandeln Übungen und Erörterungen dieses Programms nicht nur den optometrischen Aspekt des Sehens, sondern auch die tiefliegenden psychologischen Faktoren, welche als Verursacher von Sehstörungen erkannt werden und demzufolge bei der Heilung Berücksichtigung finden müssen. Nur ein Programm, das medizinische, optometrische, psychologische und spirituelle Bereiche integriert, kann eine tatsächliche Wiederherstellung der Normalsichtigkeit ermöglichen.

Dieses Buch erhebt keinen Anspruch darauf, fachwissenschaftlich erschöpfend zu sein, sondern will vielmehr als praktischer Wegweiser verstanden werden. Eine wissenschaftlich vertiefte Abhandlung für interessierte Fachkreise wird demnächst veröffentlicht.

Ich möchte jedoch von Anfang an feststellen, daß dieses Programm in voller Würdigung des traditionellen optometrischen und medizinischen Verständnisses von Kurzsichtigkeit entwickelt wurde. Hier wird kein magischer Zaubertrick zur Sofortheilung angeboten; sondern die Übungen zielen stattdessen darauf ab, das eigene Heilungspotential in Verbindung von Körper und Atem zu aktivieren, soweit dies im Bereich medizinischer Möglichkeiten liegt.

Wirkliche Heilung erfordert zu allererst eine Veränderung der eigenen Gefühle; ein emotionales Wachstum über die psychologischen Ursachen,

die in der Kindheit zu Kurzsichtigkeit führten, hinaus. Gleichzeitig mit seelischer Reifung und dem Erarbeiten von inneren Einsichten sollte das Gefühl der eigenen Stärke gesteigert werden, um den Heilungsvorgang anzuregen. Ebenso wichtig – und neu gegenüber bestehenden und bekannten Heilmethoden – ist, daß man mit Hilfe seiner geistigen Kraft die nötigen Befehle direkt zu den Augen, und zwar zu den Zellen selbst, sendet, um dort die nötigen subtilen Veränderungen zu bewirken.
Es hat Jahre gebraucht, genauer 16 Jahre, dieses Programm zu entwickeln. Als ich begann, an der Hochschule Wahrnehmungsforschung zu betreiben, herrschte in medizinischen Fachkreisen die Überzeugung vor, daß Kurzsichtigkeit irreversibel sei. In den letzten Jahren jedoch ist das Verständnis über psychisch/physische Wechselwirkungen soweit fortgeschritten, daß die Wiederherstellung von normaler Sehkraft absolut in den Bereich des Möglichen gerückt ist; was mit Sicherheit für eine Wiederherstellung des exakten Krümmungsverhältnisses der Hornhaut (Cornea) gilt.
Nach jahrelangen Forschungen auf medizinischen, psychologischen und spirituellen Gebieten ist es mir gelungen, eine vollständige und dauerhafte Korrektur meiner eigenen Kurzsichtigkeit zu erzielen. Jedoch waren noch weitere Forschungen in erheblichem Umfang erforderlich, um eine Sammlung praktischer Übungen zu entwickeln, die wirkungsvoll und einfach genug zu handhaben sind, um in einem Selbsthilfeprogramm wie diesem Verwendung zu finden.
Im Besonderen habe ich in diesem Programm neuerlich Hypnosetechniken ins Heilverfahren miteinbezogen. Obwohl ich selbst zur Erlangung meiner eigenen Sehkraft auch hypnotische Heilmethoden angewandt hatte, bedurfte es starker innerer Kämpfe und erheblichen Feingefühls spiritueller Reinheit, die Hypnose so in ein ganzheitliches Heilungsprogramm zu integrieren, daß sie in keiner Weise die tieferen psychologischen und spirituellen Aspekte verletzt, auf denen dieses Programm basiert.
Die Tonbandkassetten, die auf Wunsch zugeschickt werden können, beinhalten mit Bedacht gestaltete Heilungssessions, die dich, zum Teil mit Hilfe von Hypnose, äußerst wirkungsvoll in die tiefen Bereiche des Zusammenwirkens von geistigen Kräften mit den Augen führen. Du wirst so die Verbindung und Wechselwirkung spüren und mit der Zeit

lernen, die ablaufenden Vorgänge zu steuern. Auch ohne Benutzung dieser Tonbandkassetten kann das Programm erfolgreich angewandt werden; jedoch wird der Heilungsprozeß durch erfahrene Führung und Anleitung wirkungsvoll verstärkt und damit beschleunigt.

Außerdem möchte ich, bevor wir uns entspannen und mit der Erörterung Deines Problems beginnen, noch einmal betonen, daß eine augenblickliche Heilung ohne Anstrengung nicht möglich ist. Dieses Programm basiert auf der emotionalen Einsicht in die Faktoren, die Kurzsichtigkeit verursachen. Wie schnell und vollständig Du Deine normale Sehkraft zurückerlangst hängt also davon ab, wie und wann Du Einblick in die ursächlichen Faktoren *Deiner* Kurzsichtigkeit erlangst und wie Du diese Erkenntnisse verarbeitest.

Die durch ein Programm wie dieses sich eröffnenden Möglichkeiten zeigen eine allgemeine Entwicklungstendenz auf. Mit zunehmendem Verständnis darüber, wie seelische Faktoren das Gehirn dahingehend beeinflussen, physische Veränderungen im Körper hervorzubringen, werden wir in die Lage versetzt, solche Veränderungen oder Verformungen ebenso umzukehren. Dies deutet auf erstaunliche Möglichkeiten mit bedeutenden Konsequenzen hin.

Ein Behandlungsansatz wie dieser könnte auch für häufige Zeichen unserer Zeit wie Krebs, Diabetes, Herzleiden sowie viele andere erfolgreich sein. Je weiter das Verständnis von Krankheit davon ausgeht, daß seelische Probleme, chronische Verspannung und unterdrückte Gefühle körperliche Krankheiten verursachen, desto wirkungsvoller kann ein Heilungsansatz wie der in diesem Programm vorgestellte in Gebrauch genommen werden.

So hoffe ich also, daß die Erforschung Deiner Selbstheilungskräfte, mit denen Du Deine Kurzsichtigkeit korrigieren möchtest, Dir darüber hinaus allgemein zu Einsichten in Deine Gesundheit verhelfen wird.

Der Heilungsverlauf selbst ist im Grunde nicht kompliziert. Die größte Schwierigkeit liegt im mangelnden Verständnis darüber, wie unsere geistigen Kräfte bewußt dazu eingesetzt werden können, physiologische Veränderungen hervorzubringen. Daher soll die nun folgende Erörterung Dein Verständnis über diese Dinge erweitern helfen, so daß die dann folgenden Übungen und Heilungssessions die gewünschte Wirkung entfalten können.

Von entscheidender Wichtigkeit für den Heilungsprozeß ist noch, daß man die Übungen mit Freude macht. Die Übungsserien und Heilungssessions sind so gestaltet, daß sie regelmäßig mehr und mehr Freude in Dein tägliches Leben bringen. Das Empfinden Deiner eigenen Kraft und der Liebe zur Dir selbst und das wachsende Gefühl der Hoffnung wird Deine Fähigkeit zur Selbstheilung entwickeln.

Was früher unmöglich
ist heute nicht mehr
und das Gelingen
Deiner Verwandlung
ist vielleicht
nur eine Frage der Zeit

Don Juan Mateus
„Ring der Kraft"

Teil 1

Einführung

Einstimmung

Teilweise sind
Erörterungen
in Form von
freien Versen
dargebracht

dies möge Dein Gefühl
ansprechen
und Dich ermuntern
das Dargelegte
auf intuitive Weise
zu erfassen

dieses Programm basiert
auf einer Vorstellung
von Funktionsabläufen
im Menschen
die einen Schritt hinausgeht
über das althergebrachte
schulmedizinische Modell

es braucht Zeit
bis neue Gedanken
Wurzeln schlagen
und Früchte tragen
in unserem Geist

dieses Buch bietet
gedankliches Saatgut
aus dem Du die geistigen Früchte
für Dich ziehen kannst

dieses Programm
so dürfen wir erwarten
wird Dir von jetzt an
ein Führer sein und
Dir regelmäßig helfen

Deine visuellen Erfahrungen zu verbessern
es wird Dir der Pfad sein
auf dem Du mehr und mehr
Deinen visuellen Horizont erweitern wirst

durchgängig habe ich versucht
Ausgewogenheit herzustellen zwischen
Wissenschaft und spirituellen Dimensionen
dem Offenkundigen und dem Geheimnisvollen
den konkreten wissenschaftlichen Fakten
und dem wissenschaftlich noch Unerforschten

der allerwichtigste Teil
dieses Programms aber bist Du selbst
Du bist ein Pionier
Du erprobst die Selbstheilungskräfte in Dir
um Dein eigenes Sehvermögen zu korrigieren
so stehst Du von Anfang an
im Zentrum aller Anstrengungen

Das Kunststück liegt darin zu entdecken
wann Du nicht bewußt bist
und klar zu sehen
daß Du nicht klar siehst
zu sehen
ohne den Drang nach Klarheit
verändert Dich so
daß die Klarheit von selbst kommen kann

Joel Kramer

Zu sehen sollte eine
der erfreulichsten
Erfahrungen sein
was Mystiker in Träumen sehen
und Kinder überall
sollte auch einem jeden von uns
zugänglich bleiben

warum haben so viele von uns
verlernt
klar zu sehen
selbst auf der physischen Ebene

in Deinem eigenen Fall
warum änderten Deine Augen
ihre Form und
die Spannkraft ihrer Muskeln
so daß Deine Sicht verschwommen ist

wo liegt der Grund
für die Verschlechterung des Sehvermögens
in Deinem eigenen Falle

Deine Augen –
was sind sie
wie arbeiten sie
warum arbeiten sie jetzt
nicht mehr richtig
und was kannst Du tun
um die Verschwommenheit zu beseitigen
hinter die Dich Deine Augen verbannen

die Fähigkeit zu sehen
ist ein wahres Wunder
so komplex
daß sogar die Wissenschaft
erst damit beginnt
die Oberfläche dieses Wunders
zu berühren

Deine Augen sind Erweiterungen
Deines Gehirns
und genau diese Wechselwirkung
zwischen Deinen Augen
und Deinem Gehirn
werden wir jetzt
schrittweise
gründlich untersuchen

gleich eine Vorüberlegung
denke darüber nach in welchem Alter
Dein Sehvermögen anfing
seine Klarheit zu verlieren

halte einen Moment inne
und denke zurück
an jenen Augenblick
an dem Dir das erstemal auffiel
daß Dein Sehvermögen
irgendwie
seine Klarheit verlor

nur durch Rückkehr
zum Ursprung
des Problems
können wir einen Angriffspunkt finden
das Problem
aus der Welt zu schaffen

bist Du mit dieser Verschwommenheit
bereits geboren worden
oder hast Du irgendwann
in Deiner Kindheit
diese Verschwommenheit ausgelöst

halte inne und denke nach

und nun wollen wir nachdenken
über die nächste entscheidende Frage

hast Du Deine klare Sicht verloren
aufgrund erblicher Belastungen
über die Du
keine Kontrolle hattest
und für die Du
keine Verantwortung übernimmst

oder hast Du persönlich
irgendwie eine Ursache gesetzt
für den Verlust Deiner klaren Sicht

warst Du dafür verantwortlich
oder warst Du unschuldiges Opfer

laß Dir diese Frage durch den Kopf gehen
gleich zu Anfang
und horche in Dich hinein
ob Du Deine Meinung vielleicht
irgendwann bei dieser Betrachtung
änderst

wer war verantwortlich
für Deinen Verlust des klaren Sehvermögens

wir werden jetzt
die Wechselwirkung zwischen
der Übernahme der Verantwortung
für den Zustand Deines Körpers
und der Entfaltung ausreichender
persönlicher Kraft
zur Änderung des Zustandes
Deines Körpers
aktiv untersuchen

sobald wir an diesen Punkt kommen
gibt es einfach keinen anderen Weg
die Sehkraft zurückzugewinnen
außer Du übernimmst die Verantwortung
und lernst dann
genügend heilende Energie

zu Deinen Augen zu leiten
um echte Veränderungen
herbeizuführen

das ist freilich Pionierarbeit
und sie reflektiert die kulturellen
und wissenschaftlichen Errungenschaften
unserer Generation –

laß uns einen Moment erwägen
was es bedeutet
wenn Du erfolgreich
dieses Programm zu Ende führst

wenn Du Dein klares Sehvermögen zurückgewinnst
dann ist etwas ganz entscheidendes
geschehen

Du hast Dich selbst geheilt

heilen ist eins der Worte
vor denen Fachwissenschaftler
zurückscheuen
weil es einen esoterischen Unterton
annehmen kann

in Wirklichkeit
ist Heilen eine der grundlegenden
körperlichen Funktionen
in denen der Geist
Änderungen am Körper befiehlt
um sich selbst zu ‚reparieren'

ebendies kann mit Deinen Augen geschehen

der Schlüssel zur wirklichen Heilung
ist zu begreifen
daß niemand sonst Dich heilen kann

nur Du kannst Dich heilen

darum lenkt dieses Buch
immer wieder die Aufmerksamkeit
auf Dich selbst
und auf Deine tatsächlichen
Selbstheilungskräfte
die ein inhärenter Bestandteil
eines jeden von uns sind

wir bemühen uns hier
herauszufinden wie
diese schlummernden Heilungskräfte
geweckt werden können
um das Sehvermögen zurückzugewinnen
das in der Kindheit beschädigt wurde
Deine Sehkraft hat nachgelassen
weil irgendetwas
diesen Schaden verursacht hat
und wir müssen fragen
warum

die Augen sind ein integraler Bestandteil
des Gesamtkörpers
sie gehören sogar unauflöslich zum Geist
und ebenso zu Deinen spirituellen Potentialen

wir sind ein physikalischer Körper
und ein elektro-chemischer Geist
und vor allem
werden wir erhalten von
der Lebenskraft
die uns alle durchströmt

über die Lebenskraft zu sprechen
gehört auch zu den Dingen
die in Medizinerkreisen
verpöhnt ist
weil wir diese Lebenskraft
nicht an Meßinstrumenten
ablesen können

daher tun wir so
als ob sie nicht existierte
wenn wir Gesundheitsfragen betrachten

aber die Lebenskraft
ist der Schlüssel zur Gesundheit
und ganz besonders
zur Gesundung

so ist es wohl klargeworden
warum wir unsere Aufmerksamkeit
auf den gesamten Organismus richten müssen
wenn wir praktische Änderungen
an einem seiner Teile
bewirken wollen

der Verlust Deines klaren Sehvermögens
war eine äußerst vielschichtige
organische Reaktion

die Rückgewinnung Deines Sehvermögens
wird daher auch
ein äußerst vielschichtiges
organisches Ereignis sein

nicht durch bewußte
verstandesmäßige Analyse allein
wirst Du diese Änderung erreichen
aber Dein Verstand kennt
den Umkehrprozeß genau
alles was uns daher zu tun bleibt ist
diese natürlichen Heilungskräfte
in uns zu aktivieren

Die Ursachen der Fehlsichtigkeit

Folgen wir nun dem
Gedankengang
der uns Verständnis dafür erschließen wird
wie unsere Augen
ihre Sehschärfe verloren haben
und der uns auch den Weg weist
zur Wiederherstellung der Sehkraft

es ist leicht zu verstehen
wenn wir den Prozeß des Sehens
nur gründlich untersuchen

wenn Du zu Beginn Deines Lebens
ein klares Sehvermögen hattest
mußte Deinen Augen
irgendetwas zustoßen
irgendwann in Deinem Leben
das die Sehkraft beschädigte

Deine Augen änderten irgendwie
ihre ursprüngliche Gestalt
und ihre Leistungsfähigkeit
und wir sollten genau untersuchen
wie das geschah

Deine Augen funktionieren nicht
aus sich selbst heraus
sie werden vom Gehirn
gesteuert

außer Deinem Gehirn
gibt es keine weitere Kraft
die Deine Augen steuern könnte

die Muskeln arbeiten
einzig aufgrund von Befehlen
des Gehirns

und die gesamte Überwachung
der Augen
unterliegt der ausschließlichen
Kontrolle des Gehirns

wenn also die Augen
ihre Form änderten und
ihre Leistungskraft minderten
so war es das Gehirn
das diese Änderungen bewirkte

das ist entscheidend:
Dein Gehirn setzte den Grund
für Deine Sehschwäche
es sei denn Du hättest
einen gravierenden Erbschaden

und wenn Dein Gehirn
die Änderungen bewirken konnte
die Deine Sicht beeinträchtigen
dann ist es logisch anzunehmen
daß Dein Gehirn
auch den Umkehrprozeß zur
Rückgewinnung der Sehschärfe
zustandebringen kann

achte auf Deinen Atem
während Du dies erwägst

da stellt sich die weitere Frage
warum fand es Dein Gehirn
günstig für Dich
die Form der Augen so zu ändern
daß Du die Umwelt nur noch
verschwommen wahrnehmen konntest

diese Frage werden wir später
genauer untersuchen
ein erster Hinweis sollte
aber schon hier gegeben werden

Dein Gehirn tat all dies um Dich
vor irgendetwas in der Außenwelt
das Dich bedrohte
zu schützen

Du konntest dieser Bedrohung
weder durch Flucht
noch durch Angriff
entgehen
so hast Du das einzige getan
was Dir als Kind möglich war

Du hast die Bedrohung dadurch ausgeräumt
daß Du sie durch verschwommenes Sehen
so gut wie möglich vor der
Wahrnehmung verborgen hast

aus den Augen
aus dem Sinn
so einfach

wie denkst Du darüber

was macht Dein Atem
während Du darüber nachdenkst

da muß sich eine äußerst starke
emotionale Belastung in Dir angestaut haben
um die Kraft freizusetzen
die Gestalt
und die Funktionsweise Deiner Augen
so zu ändern

Geist siegt über Materie

nun bist Du erwachsen
und die Bedrohung
die Dich so belastet hat
ist wohl längst verschwunden
aber Dein Körper ist noch immer
gezeichnet von jener Reaktion

Du wirst daher in Dir
eine mächtige Spannung aufbauen müssen
um den Prozeß
der Dein Sehvermögen schädigte
rückgängig machen zu können

aus diesem Grunde werden wir
viele verschiedene Übungen durchführen
auch neben den Sehübungen
weil wir überhaupt viel
persönliche Kraft bereitstellen müssen
um die Änderung herbeiführen zu können

bei unseren Betrachtungen über das Sehen
und das Versagen des Sehvermögens
haben wir bisher einen Punkt
immer unbeachtet gelassen
und selbst auf das Risiko
mir den Spott meiner Kollegen zuzuziehen
werde ich diesen Punkt
jetzt geradeheraus ansprechen
es ist nämlich meine Absicht
ohne Rücksicht auf Kollegenschelte
jede erdenkliche Hilfe zu geben

kannst Du Dich selbst heilen
wenn Du Dich nicht liebst

Liebe

Liebe ist Energie
nicht anders als die übrigen Energien
und Du brauchst Liebe
um Dich heilen zu können

oft haben wir gehört
daß Gott die Liebe ist
und ich neige dazu
dieser schlichten Aussage zuzustimmen

wenn wir die Heilungskräfte
des Universums
anzapfen wollen
können wir das am besten tun
indem wir die menschliche Emotion
der Liebe
‚anzapfen'

Liebe ist ein Gefühl
und wir müssen fragen
was ein Gefühl ausmacht
um die Kraft zu begreifen
die wir damit aktivieren

ein Gefühl ist eine Spannung
pure Energie
im Körper
die nach körperlicher
Entladung drängt

wenn Deine Grundeinstellung
zu Deinen Augen
Zorn ist
wirst Du niemals
Deine Augen heilen
und Deine Sehkraft zurückgewinnen

wenn Du bisher noch nicht
tief in Dir Deine Gefühle
erkundet hast
mit denen Du das Versagen Deiner Augen
beantwortest
dann ist es jetzt an der Zeit
Dir über Deine Gefühle klarzuwerden

in späteren Abschnitten dieses Buches
werden wir gründlich untersuchen
wie Du an diese tiefen Gefühle in Dir
herankommst

sie freisetzt
und fortschreitest
zu gesünderen Verhaltensmustern
für jetzt genügt es
daß Du auf Deine Gefühle Deinen Augen gegenüber
acht hast

und wo wir uns gerade damit beschäftigen
überlege einmal ob Du das Gefühl hast
daß Du ein Recht darauf hast
Deine Sehschärfe wiederzugewinnen

Schau in Dich hinein
achte auf Deine Gefühle
und schau
ob Du Dich selbst liebst
genug liebst
um Dich selbst zu heilen

vormals
wurde das Auflegen der Hände
als heilwirksam
anerkannt
das geschah aber nur
wenn der Heiler
voller Sympathie
und Mitleid
für den Erkrankten war

Liebe war die wirkende Kraft
in der spirituellen Heilung
und sie ist es noch heute

so erlaube ich Dir ausdrücklich
in Dir ein starkes Gefühl
der Liebe und des Mitgefühls
für Dich selbst
wachzurufen

Jesus lehrte
wir sollten andere so lieben
wie wir uns selbst lieben

wir müssen damit beginnen
uns selbst
zu lieben

und wir müssen damit beginnen
uns selbst
zu heilen

um uns selbst zu heilen
muß der Ausgangspunkt
unser Atem sein
denn es ist unser Atem
der als erster befallen wird
von emotionalen Verspannungen
lange bevor unser Sehvermögen
betroffen ist

wenn unser Gehirn
so versunken in Gedanken ist
daß es den Kontakt
zu unserem Atem verliert
dann ist unser Körper
in dieser Zeitspanne
praktisch nicht existent

und während dieser
unbewußten Spanne
wird unser Atem
anfällig
für alle Arten
emotionaler Erregungen
dadurch vermindert sich die
Sauerstoffversorgung
und massive physische

Störungen im ganzen Körper
sind die Folge

Menschen mit Sehbeschwerden
neigen dazu ihren Atem
fast nie zu beachten
und das muß anders werden

diesen einfachen Zyklus
des Einatmens
und Ausatmens
führen wir durchschnittlich
zwanzigtausendmal
20.000
täglich durch

zwanzigtausendmal atmen wir ein
und zwanzigtausendmal atmen wir aus
jeden Tag

wieviele Mal davon
werden uns bewußt

unser Kontakt mit unserem Körper
beginnt mit dem Kontakt zu unserem Atem
und ohne Bewußtheit unseres Körpers
können wir die Leistung unseres Körpers
nicht ändern
um Sehschärfe zurückzugewinnen
so ist der natürliche Ausgangspunkt
unserer Übungen unser Atmen

und wir kehren zurück
zu der Grundfrage
unserer persönlichen Kraft

hast Du welche
kannst Du Deine persönliche Kraft
verstärken

und hast Du den Kampfesmut
Deine Kraft zur Selbstheilung
einzusetzen

darum geht es uns hier
wir wollen herausfinden
wie wir Menschen
uns selbst heilen
und unsere Fähigkeit
klar zu sehen
verbessern können

noch einmal
willst Du wirklich
wieder klar sehen

Du mußt aus vollem Herzen
wollen

Wollen
dies ist die Grundlage
unserer persönlichen
Kraft

wir sprechen auch
von Willenskraft

gewöhnlich meinen wir
mit Willenskraft
die Fähigkeit
etwas bewußt zu unterlassen
was wir eigentlich gerne
tun würden

ich benutze diesen Begriff
hier aber in seinem positiven Sinne
Dein Wille ist
stark genug
Deine Selbstheilungskräfte zu aktivieren

und die Gestalt Deiner Augen
umzuformen
und den Bereich Deiner visuellen Erfahrungen
weit auszudehnen

heftiges Verlangen
ist die einzige Kraft
die selbst Furcht
überwinden kann
und die die verkrampfte Einstellung
rückgängig machen kann
welche Deine Augen
vor Jahren angenommen haben

Du muß ganz ehrlich
diese Änderung
herbeisehnen

Der Prozeß des klaren Sehens

Ohne Lich gäbe es das Sehen nicht

Was aber ist Licht? –
Licht ist pure Energie
die Grundbedingung für
alles Leben auf diesem Planeten
zahllose Jahrhunderte lang
hat die Menschheit der Sonne
gehuldigt man verneigte sich
vor ihr als der Quelle von
Licht und irdischem Leben

in dem Bestreben scharf zu sehen
sollten wir uns mit angemessener
Ehrerbietung auf diese Urquelle besinnen
Licht dringt in unsere Augen
versetzt unser Gehirn in regsame Tätigkeit
und ermöglicht es erst schwelgerischen
Gebrauch von unserer Sehkraft
zu machen

Sonnenlicht und menschliches Leben
bilden ein festes Gespann
das Sonnenlicht erhellt den Geist
wird zu Licht in uns selbst
und durchdringt unseren Wesenskern
kaum etwas übt einen so entscheidenden
Einfluß auf unser Handeln aus und ist
so grundlegend für unsere Gesundheit

Laßt uns nun den Weg verfolgen, welchen das von einem Gegenstand zurückgeworfene Licht bei seinem Eintritt in das Auge nimmt.
Damit das Licht von seiner Quelle aus in brennscharfer Bündelung auf die Netzhaut an der rückwärtigen Hohlseite des Auges fallen kann, muß es – in korrekter Weise gebrochen – erst die Hornhaut und dann die Linse passieren, um so ein klares, seitenverkehrtes Abbild auf die lichtempfindlichen Netzhautstellen zu werfen.
Diese beiden Brechungsoberflächen, die Hornhaut und die Linse, sind daher für ein scharfes Sehvermögen maßgeblich.
Hinzu kommt die Grundform des Augapfels sowie die Fähigkeit der Augenmuskulatur, beide Augen so zu koordinieren, daß sich die Einzelbilder beider Augen zu einem räumlichen Gesamtbild vereinigen.
Vor allem an vier Orten vermag Dein Gehirn, störend in die Funktionsmechanismen Deiner Augen einzugreifen. Daher bedürfen diese vier Ansatzpunkte einer eingehenden Betrachtung.
Die Hornhaut, welche die transparente Außenschicht des Augapfels bildet, muß eine exakt bestimmte, konkave Krümmung annehmen, um das einfallende Licht in konkreter Weise brechen zu können.
Wie kommt es jedoch dazu, daß die Hornhaut, welche vormals die richtige Krümmung aufwies, ihrer Aufgabe nicht mehr gerecht wird und so ein verzerrtes Sehen verursacht?
Man möchte meinen, daß die Hornhaut, da sie sich als form- und verformbar erweist, durchaus auch imstande ist, sich zu regenerieren und zur natürlichen Form zurückzufinden.
Sie trägt – soviel ist gewiß – einen erheblichen Teil der Verantwortung.
Die eigentliche Verantwortung aber liegt bei Dir selbst.
Wenn sich Herz und Verstand darauf eingeschworen haben, das volle Sehvermögen zurückzugewinnen, werden ungeahnte Selbstheilungskräfte mobilisiert, welche den Schaden ohne weiteres beheben können.
Laß' Dich nicht beirren!
Dein Gehirn hat das exakte Krümmungsverhältnis, das für eine optimale Sehschärfe erforderlich ist, längst gespeichert und selbst im Falle eines partiellen Ausfalls visueller Gehirnareale bedarf es lediglich einer vergleichsweise simplen Neuberechnung des Gehirns.

An dem Lichtbrechungsvermögen des Auges ist die Hornhaut mit einem Anteil von zwei Dritteln beteiligt.
Daher steht sie im Mittelpunkt aller Heilungsansätze.
Ein bekanntes, die Hornhaut betreffendes Phänomen wird in Fachkreisen *Astigmatismus* genannt. Darunter versteht man die häufig auftretenden Sehstörungen infolge einer krankhaften Veränderung der Hornhautkrümmung. Unregelmäßigkeiten, Abplattungen und Vernarbungen der Hornhautoberfläche bewirken dabei, daß die einfallenden Lichtstrahlen nicht mehr in einem Punkt vereinigt werden können. Diese „Brennpunktlosigkeit" verursacht eine undeutlich-verschwommene bis verzerrte Sicht.
Es erhebt sich die Frage, wie es zu dieser astigmatischen Fehlentwicklung kommt und ob dieser Prozeß rückgängig gemacht werden kann.
Meiner Überzeugung nach hat das Emotionale in uns einen unmittelbaren Einfluß auf die Wahrnehmungsverarbeitung des Gehirns. Emotionale Regungen können bewirken, mißliebige oder als bedrohlich empfundene Eindrücke erst gar nicht an sich heranzulassen, sie von vornherein abzublocken. Dieses emotionale Vermeidungsverhalten führt dann dazu, in die Funktionsweise des Auges so einzugreifen, daß die visuellen Impulse nurmehr verschwommen wahrgenommen werden und so – subjektiv gesehen – ihre bedrohliche Schärfe verlieren.
Die Tatsache, meinen eigenen Astigmatismus überwunden zu haben, läßt mich zuversichtlich davon ausgehen, daß auch Eure Sehschwächen geheilt werden können, vorausgesetzt, daß Ihr Euch meinen Darlegungen nicht verschließt.
Als eine der wenigen Körperzonen, die keine Blutgefäße aufweisen, wird die Hornhaut von dem hinter ihr liegenden Kammerwasser ernährt.
Der medizinische Fachausdruck dieses Kammerwassers, welches auch die Linse versorgt, lautet ‚humor aquaeus'.
Der humor aquaeus erneuert sich alle vier Stunden und hat einen entscheidenden Einfluß auf die Funktionstüchtigkeit des Auges.
Nicht weniger bedeutsam ist dabei die allgemeine Blutzirkulation, da diese wiederum mit der Versorgung des Kammerwassers eng zusammenhängt.
Mit diesem Hinweis soll angedeutet werden, daß Deine Sehkraft auch von Deinem allgemeinen Gesundheitszustand, der gesunden Ernährungsweise und vielfältigen Körperübungen positiv beeinflußt werden kann.

A

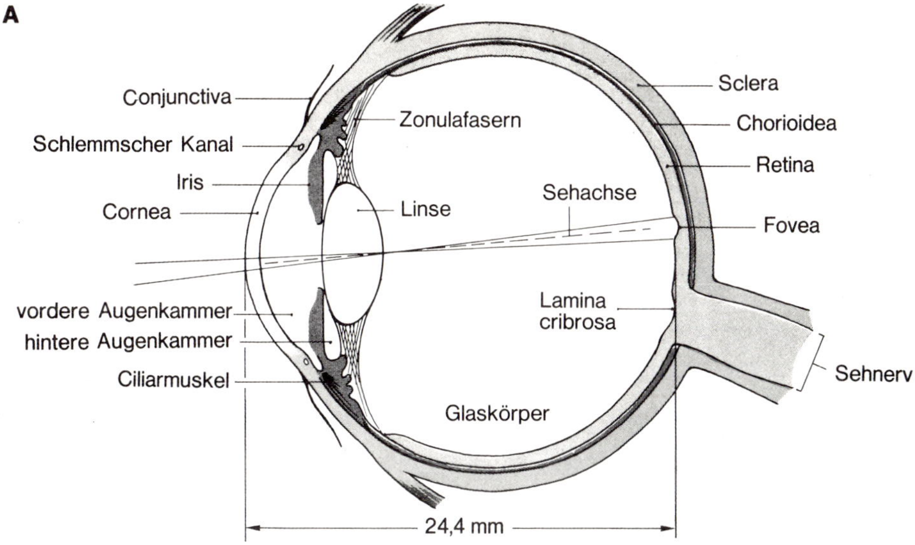

B

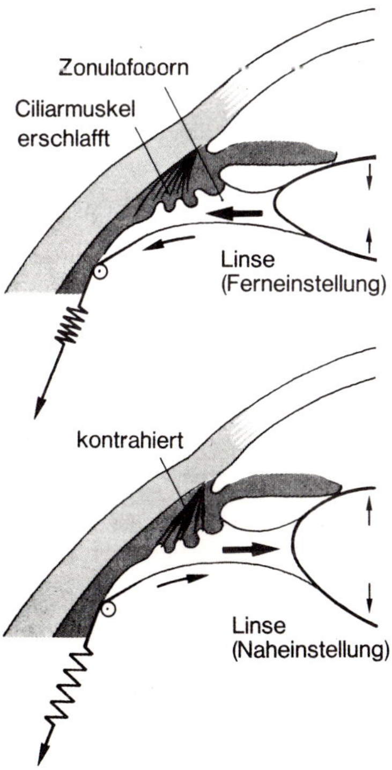

A

Horizontalschnitt durch das Auge.

B

Wirkungsweise des Ciliarmuskels bei der Scharfeinstellung des Auges.

Nachdem das Licht durch die Hornhaut hindurch das Kammerwasser durchdrungen hat, trifft es auf die Linse, um erneut gebrochen zu werden. Die Linse hat die Eigenschaft, ihre Form so zu variieren, daß sie sich jeweils auf Nah- oder Fernsicht einstellen kann.
Die Struktur der Linse ist bewunderungswert. Sie besteht aus elastischen, kernlosen Linsenfasern, welche auf die einwirkenden Zugkräfte flexibel reagieren, die durch das Zusammenspiel von Zonularfasern und Ciliarmuskeln entstehen.
Die Linse wird durch ihre dehnbare Aufhängung in den Zonularfasern, welche die Zugkraft ausüben, in einem abgeflachten Zustand gehalten (Ferneinstellung). Der ringförmig angeordnete Ciliarmuskel entlastet die Zonularfasern, wenn er sich zusammenzieht, und gibt der Linse so die Möglichkeit, sich entsprechend ihrer Eigenelastizität stärker zu krümmen (Naheinstellung). Dein Gehirn ist auch an dieser Stelle in der Lage, über die Ciliarmuskeln einen willkürlichen Einfluß auf deine Nah- und Fernsicht zu nehmen.
Eine chronische Anspannung der Ciliarmuskeln behindert die Akkomodationsfähigkeit der Linse, d.h. ihre flexible Anpassung an fernliegende Objekte ist beeinträchtigt, weil sie in ihrer, für die Naheinstellung ausgerichteten Krümmung verharrt, anstatt sich für die Fernsicht entsprechend zu verflachen.
Mit zunehmendem Alter verliert die Linse gewöhnlich an Elastizität; die Linse bleibt mehr und mehr in der nur für die Fernsicht geeigneten flachen Form. Zugleich nimmt die Fähigkeit der Ciliarmuskeln ab, das Naheinstellungsvermögen der Linse zu beeinflussen.
Übungen können hier vorhandene Probleme jedoch erheblich mildern.
Nachdem das Licht die Linse durchdrungen hat und dort in geeigneter oder unzweckmäßiger Weise gebrochen wurde, bahnt es sich nun seinen Weg durch den sogenannten Glaskörper des Auges (corpus vitreum).
Dieser ist ständig von einer flüssigen, gallertartigen Masse gefüllt, dem ‚humor vitreus‘.
Den Abschluß bildet die Netzhaut (retina). Sie enthält u.a. eine komplexe Innenschicht lichtempfindlicher Zellen, die als Zapfen (Farbsehen) und Stäbchen (hell-dunkel) bekannt sind. Diese Photorezeptoren lassen sich – aus entwicklungsgeschichtlicher Sicht – als Vorstülpungen des Gehirns betrachten.

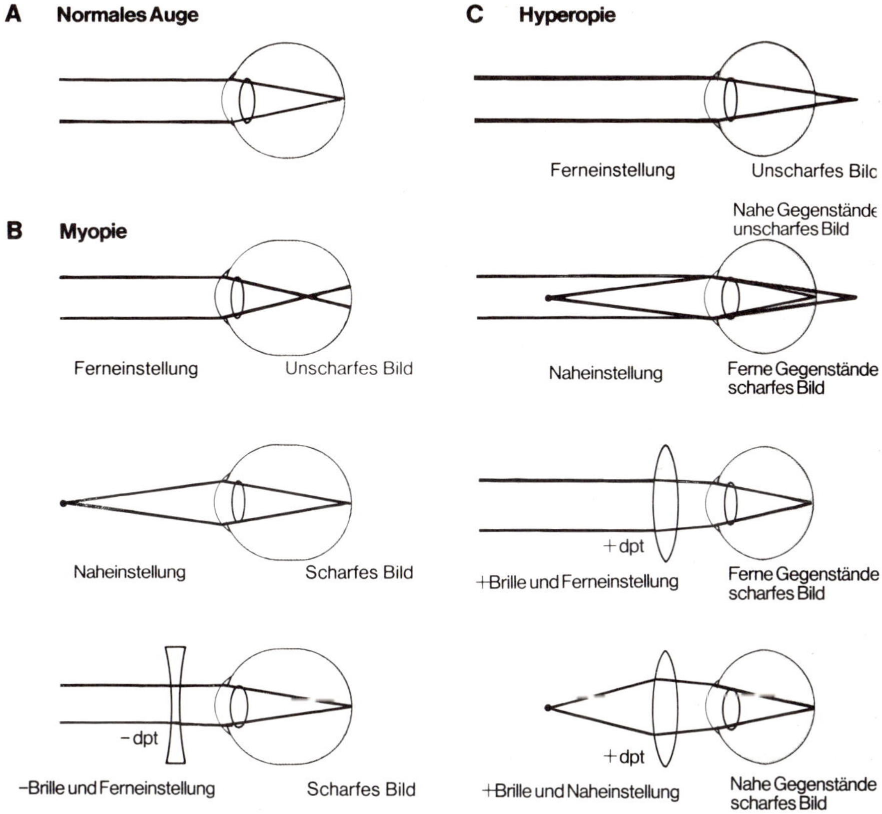

Strahlengang bei normalen und fehlsichtigen Augen. (A) Beim normalen Auge werden aus dem Unendlichen kommende Strahlen scharf auf der Netzhaut abgebildet. (B) Myopie (Kurzsichtigkeit). Der Augapfel ist relativ zur Brechkraft des optischen Systems zu lang. Aus dem Unendlichen kommende Strahlen vereinigen sich vor der Netzhaut und gehen anschließend wieder auseinander. Die Korrektur erfolgt durch Zerstreuungslinsen. (C) Hyperopie (Weitsichtigkeit). Der Augapfel ist relativ zu lang. Erst bei Naheinstellung der Linse werden aus dem Unendlichen kommende Strahlen scharf auf der Netzhaut abgebildet. Nahe Gegenstände bleiben unscharf. Die Korrektur erfolgt durch Sammellinsen.

Das Licht, das wir in seinem Verlauf verfolgt haben, trifft also auf die Netzhaut und prägt ihr das Abbild der Außenweltobjekte ein.
Die visuellen Impulsmuster werden über die Axone der Ganglienzellen kodiert, um vermittels des Sehnervs zur weiteren Verarbeitung und Analyse an die visuellen Gehirnareale weitergeleitet zu werden.
Diese Umwandlung von Licht in photo-chemische Energie befähigt das Gehirn dazu, die Impulsmuster zu decodieren und die in ihnen enthaltenen Informationen zur Wahrnehmung und Deutung der Umweltobjekte zu verwenden.
Wenn die Hornhaut die richtige Krümmung aufweist und die Linsen funktionsfähig sind, müßte eigentlich das Abbild, das auf die Netzhaut trifft, scharf und wohlgebündelt sein.
Jedoch gilt es noch ein letztes Kriterium zu berücksichtigen, nämlich die jeweilige Form des gesamten Augapfels.
Ist der Augapfel (bulbus) relativ zu lang, vereinigen sich die aus der Ferne kommenden Strahlen schon vor der Netzhaut, so daß sie unscharf auf der Retina abgebildet werden. Nur nahe Dinge lassen sich dann scharf sehen. (Kurzsichtigkeit)
Wenn der Augapfel dagegen relativ zu kurz ist, entsteht das Abbild erst hinter der Ebene der Netzhaut. Dadurch wird das Nahe verschwommen abgebildet, während Fernliegendes deutlich wahrgenommen wird. (Weitsichtigkeit)

Teil 2

Das Übungsprogramm

EINLEITUNG

Die Übungen dieses Programms sind in ihrer Abfolge so angelegt, daß jeder Abschnitt auf dem anderen aufbauend die vorangegangene Übung weiterentwickelt. Indem Du Dir Zeit für jede Übung genommen hast und mit ihr wachsen konntest, wird sich die fortgeschrittene Methode als sehr wirksam erweisen. Das gilt insbesondere für die Grundübungen eingangs des Programms, die als Basis für alle weiteren Übungen angesehen werden müssen.

Am Anfang geht es beispielsweise darum, sich der eigenen, unbewußt ablaufenden Atemvorgänge bewußt zu werden. Diese Hinwendung zum Atmen ist das tragende Moment der folgenden Übungen, die Gewähr für die volle Entfaltung ihrer Wirkungsmöglichkeiten. Du solltest Dich als ein Übender betrachten, der durch die Wahrnehmung seiner selbst Erfahrungen macht, von denen er bislang abgeschnitten war.

Du wirst lernen, Dein Gehirn wieder soweit zu motivieren, daß es eine Gesundung Deiner Sehorgane unterstützen kann. Voraussetzung hierfür ist, wie schon erwähnt, die Aneignung der grundlegenden Fähigkeiten, die später bei den subtileren Heilmethoden Verwendung finden werden. Du solltest stets, auch wenn Dir augenblicklich die Heilmethoden des Hauptteils interessanter erscheinen, regelmäßig zu den Grundübungen zurückkehren.

Es geht in den folgenden Übungen immer wieder um die Atmung als einem bewußten Geschehen, um die Ausbildung vermehrter persönlicher Kraft, die uns befähigt, aus einem Gefühl des Wohlbefindens und der Stärke heraus eine Heilung unserer Sehkraft überhaupt erst zuzulassen. Und schließlich geht es in den zentralen Übungsteilen um fortgeschrittene Methoden der emotionalen Gesundung auch für die Heilung Deiner Sehkraft.

Kapitel 1

Die verschwommene Umwelt erkunden

Wir beginnen mit einer Übung, bei der wir uns mit Sammlung und Achtsamkeit dem Atmen und dem Sehvorgang zuwenden, um beides erst einmal wahrzunehmen. Der Kreis der Wahrnehmung schließt sich, indem wir die Wahrnehmung der Lebensprozesse des eigenen Körpers mit der Wahrnehmung der Umwelt verbinden.

Zunächst gilt es, den Atemprozeß besser kennenzulernen. Wie empfindest Du Deinen Körper in diesem Moment und – was am wichtigsten für die Atemübung ist – wie atmest Du und wie bewußt erlebst Du Deine Atembewegung. Die Bedeutung des Atmens für dieses Programm und für die Gesundheit im allgemeinen kann nicht hoch genug eingeschätzt werden, sie ist immer wieder der Schlüssel zu den verschiedenen Übungsteilen. Menschen mit verminderter Sehfähigkeit haben meistens auch unzureichende Atemgewohnheiten. Wahrscheinlich war auch bei Dir die Herausbildung einer gestörten Atemtätigkeit einer der Ursachen für den Verlust des klaren Sehens.

Die Erfahrung des Atmens soll also am Beginn unseres Weges zu klarem Sehen stehen. Die Atmung zeigt wie ein Barometer unsere emotionale Befindlichkeit und unser Lebendigsein. In dem Maße, wie der Atem flach, hart, schwach oder auf andere Weise gestört ist, wird auch die Lebensenergie geschwächt. Glücklicherweise ist die Atmung einer der autonomen Vorgänge des Körpers, die bewußt gelenkt und verändert werden können. Indem Du lernst, in einer für Dich neuen Weise zu atmen, fühlst Du Dich nicht nur wohler – Du kannst vor allem mit der neugewonnenen Atemkraft auf die positive Veränderung Deiner Sehkraft einwirken.

Die Übung beginnt damit, daß wir die Atmung mit einer Haltung nichtwertender Aufmerksamkeit beobachten. Lenke Deine Aufmerksamkeit für etwa zwei Minuten auf Dein Atmen und nimm die Atembewegungen wahr. Wie gut gelingt es Dir, Dich darauf zu konzentrieren, ohne mit den Gedanken abzuschweifen; nur bewußt zu erleben, wie Du atmest, den Wechsel zwischen ein- und ausatmen.

Atmen ist nicht nur ein Vorgang des Stoffwechsels – Atem bedeutet Leben. Im Alten Testament haucht Gott dem Menschen seinen lebendigen Atem ein. Die hebräische Bezeichnung für Gott ist „Jaweh“, was in der Übersetzung „der Atem Gottes“ heißt. Und in der asiatischen Tradition ist die Atmung der Schlüssel zu Erleuchtung und spiritueller Klarheit. Auch für die Atmung im physikalisch-optischen Sinn ist die Atmung von zentraler Bedeutung. Im weiteren Verlauf der Übungen erschließen sich dem einzelnen durch Konzentration auf Atmung und visuelle Klarheit tiefere Dimensionen des Sehens. Ich hoffe, daß Dich die bisherigen Ausführungen genügend für das Übungsprogramm motiviert haben.

Noch eine wichtige Anmerkung. Wenn Dir die Übungen keine Freude machen, werden sie bald zu mechanischen Abläufen, denen die Neugier und der Wunsch nach Entfaltung und Wachstum der eigenen Person fehlen. Du solltest deshalb nur dann üben, wenn Du mit Freude und Spontaneität dabei sein kannst.

Halte einen Moment inne
schließe die Augen
und lenke die Aufmerksamkeit
auf Deinen Atem

Nachdem wir für einige Minuten das Atmen beobachtet haben, wollen wir jetzt den Kreis der Wahrnehmung erweitern und das bewußte Atmen mit dem bewußten Empfinden des Sehvorgangs verbinden.
Bleibe bei der bewußten Atmung und lasse die Augen geöffnet, ohne sie zu beeinflussen. Denke nicht darüber nach, was Du gerade siehst; lasse Deine Augen die Eindrücke wahrnehmen, die sie wahrnehmen wollen, während Du weiterhin Deinen Atem bewußt spüren kannst. Schau auf etwas Weitentferntes, vielleicht auf einen Baum oder eine Pflanze; atme und spüre ganz bewußt, wie das Licht in Deine Augen gelangt und wie es die Augen aufnehmen.

Mach jetzt eine kleine Pause
schau auf etwas Weiterentferntes
und sei Dir Deiner Atmung bewußt

Was ist in dieser scheinbar so einfachen Übung geschehen? Das Gehirn wurde angeregt, die Atmung und den Sehvorgang bewußt zu beobachten. Alles was wir tun, wird letztlich vom Gehirn gesteuert. Auch die Augen können sich nicht selbst heilen. Nur das Gehirn kann unter bestimmten Voraussetzungen die Gesundung der Sehorgane herbeiführen.

Nun noch einmal zu dem Bild, das Du soeben mit Deinen Augen gesehen hast. Als Du auf einen weiter entfernten Punkt schautest, mußtest Du eine Brille aufsetzen oder nicht? Wie sieht die verschwommene Umwelt um Dich her ohne Brille aus? Wir wollen von nun an regelmäßig feststellen, wie sich diese Zone jenseits dessen, was wir noch klar sehen können, verändert. Das ist unser Ausgangspunkt.

Nimm also die Kontaktlinsen heraus und lege die Brille ab, schau in diesen verschwommenen „Rest“ der Welt hinein und beobachte dabei Deine Atmung. Sieh, ob sich Deine Atmung verändert, wenn Du auf diesen, wie durch einen Vorhang von Dir getrennten, übrigen Teil Deiner Umwelt blickst. Und werde Dir dieses verschwommenen Raumes um Dich herum bewußt. Kannst Du es akzeptieren, nicht klar sehen zu können? Und was ist das für ein Gefühl für Dich?

Betrachte noch für eine Weile diese verschwommene Umwelt. Solltest Du nicht kurzsichtig sein, aber Schwierigkeiten mit der Nahsicht haben, lenke Deine Aufmerksamkeit in diesen Bereich. Dieser „Rest“ der Welt, den Du nicht klar sehen kannst, ist genau die Realität, die Du Dir auf Distanz hälst.

Kannst Du Dich an Situationen erinnern, als Du noch klar sehen konntest? Warum glaubst Du, hat Dein Körper es irgendwann so eingerichtet, daß diese verschwommene Realität um Dich herum entstehen konnte. Achte auf die Veränderung der Atmung, während Du über diese Frage nachdenkst. Warum könntest Du den Wunsch gehabt haben, diesen Teil Deiner Umwelt auszusondern, so daß ein großer Bereich dort draußen gleichsam in Vergessenheit geraten konnte?

Aus welchen Gründen dies auch immer geschah, es funktionierte ausgezeichnet. Dieser Bereich wurde soweit ausgeblendet, daß er der visuellen Wahrnehmung, wenn überhaupt, nur noch sehr unvollkommen zugänglich wurde.

Meine Annahme lautet: Du hast das Bild Deiner Umwelt deshalb so stark verschwimmen lassen, weil Du mit dem, was da draußen geschah, nicht zurecht kamst und es zugleich auch nicht verändern konntest. Aber warum? Und was jetzt noch wichtiger ist – möchtest Du wirklich wieder klar sehen, was da draußen vor sich geht? Oder beunruhigt Dich diese Vorstellung? Vielleicht erinnerst Du Dich an bedrückende Situationen, die bei der Entstehung Deiner Fehlsichtigkeit eine Rolle gespielt haben könnten?

Natürlich ist es einfacher, nicht darüber nachzudenken. Und es ist sicher zunächst auch leichter, seine Sehschwäche hinzunehmen. Aber stelle Dir zugleich auch die Erleichterung vor, wenn Du aus eigener Kraft diese verschwommene Umwelt wieder klar und deutlich erkennen könntest. Wenn Du „klarsehen" würdest, warum Du so lange Zeit nicht klar gesehen hast, und wenn diese Einsicht auch Klarheit in Dein weiteres Leben bringen würde. Du könntest Dir dann diese alten, Dich bedrükkenden Gefahren ruhig anschauen und überprüfen, ob sie noch heute relevant sind. Wahrscheinlich nicht. Setze noch einmal Deine Brille auf. So, jetzt ist alles wieder deutlich eingestellt. Es ist natürlich klar, daß die Benutzung von Korrekturgläsern nicht mit der Heilung von Fehlsichtigkeit zu verwechseln ist. Solche Gläser sind wie Drogen, sie lindern das Symptom und machen Dich abhängig. Aber an der Verschwommenheit ändern sie absolut nichts und auch nicht an Deiner emotionalen Situation – sie blockieren uns von der Außenwelt durch ein Schutzschild ab. Möchtest Du wirklich wieder hinter diesem Schild hervorkommen, auch auf die Gefahr hin, ungeschützt zu sein?

Schließe jetzt Deine Augen, gehe in Gedanken die bisherigen Überlegungen durch, beachte, wie Deine Atmung reagiert und schau in Dich hinein. Einsicht, die Fähigkeit nach innen zu schauen, ist das Ergänzende zur Sicht der Außenwelt. Das Auge, als Fenster der Seele, liegt gewissermaßen an der Schwelle zwischen Innen- und Außenwelt und vermittelt zwischen beiden. Das Gehirn aber besitzt die großartige Fähigkeit, gewissermaßen in sich selbst zu schauen und zu registrieren, was geschieht. Genau hinsehen, das ist alles, was wir tun müssen, darin liegt die Kunst zur Wiederherstellung der Sehfähigkeit.

Schließe die Augen
was empfindest Du
wenn Du Dich
der verschwommenen Umwelt gegenübersiehst
möchtest Du wirklich
wieder klar sehen
was dort geschieht

Sich Dehnen und Strecken

Wir beginnen mit einer grundlegenden Übung, um unseren Körper ein wenig zu entspannen und aufzuwecken. Zugleich wollen wir unsere Empfindungsfähigkeit verbessern, um herauszufinden, was diese Veränderung in unserem Körper bewirkt hat.

Wir beginnen damit, daß wir uns zunächst bequem hinstellen, tief durch die Nase einatmen und die Arme so über den Kopf heben, daß sie nach oben zeigen. Umfasse mit einer Hand das Handgelenk des anderen Arms. Indem Du die so zusammengefügten Hände nach oben ausgestreckt hälst und kräftig durch die Nase einatmest, wölbst Du den Rücken in einer Dehnung, als wolltest Du den Körper vom Boden abheben. Erinnere Dich dabei an ein Tier, wie es sich beim Aufstehen einem genüßlichen Strecken und Dehnen des gesamten Köpers hingibt. Halte dann den Atem an, spanne jeden Muskel Deines Körpers, ziehe mit dem Gesicht eine Grimasse, so daß sich Augen- und Gesichtsmuskeln ebenfalls zusammenziehen. Dann völlig lockerlassen und beim Ausatmen durch den Mund einen hörbaren Seufzer der Erleichterung von sich geben. Ebenfalls ist das Gähnen eine wirkungsvolle Dehnübung, die wir nun anschließen wollen. Du nimmst dazu die Arme herunter, so daß sie lokker neben dem Körper baumeln, läßt den Unterkiefer hängen, schließt die Augen und atmest tief ein, diesmal durch den Mund. Du kannst fühlen, wie Zunge und Gesichtsmuskeln sich zusammenziehen und der Körper sich mit Energie auffüllt. Die Dehnübungen wirken lösend und fördern durch spontanes Gähnen und Seufzen eine Entspannung des ganzen Körpers.

Hast Du das Gefühl, Dich lange genung gedehnt zu haben, ist es Zeit nach innen zu spüren, wie sich die Übung auf das Atmen, die Augen und das Lebendigfühlen ausgewirkt hat.

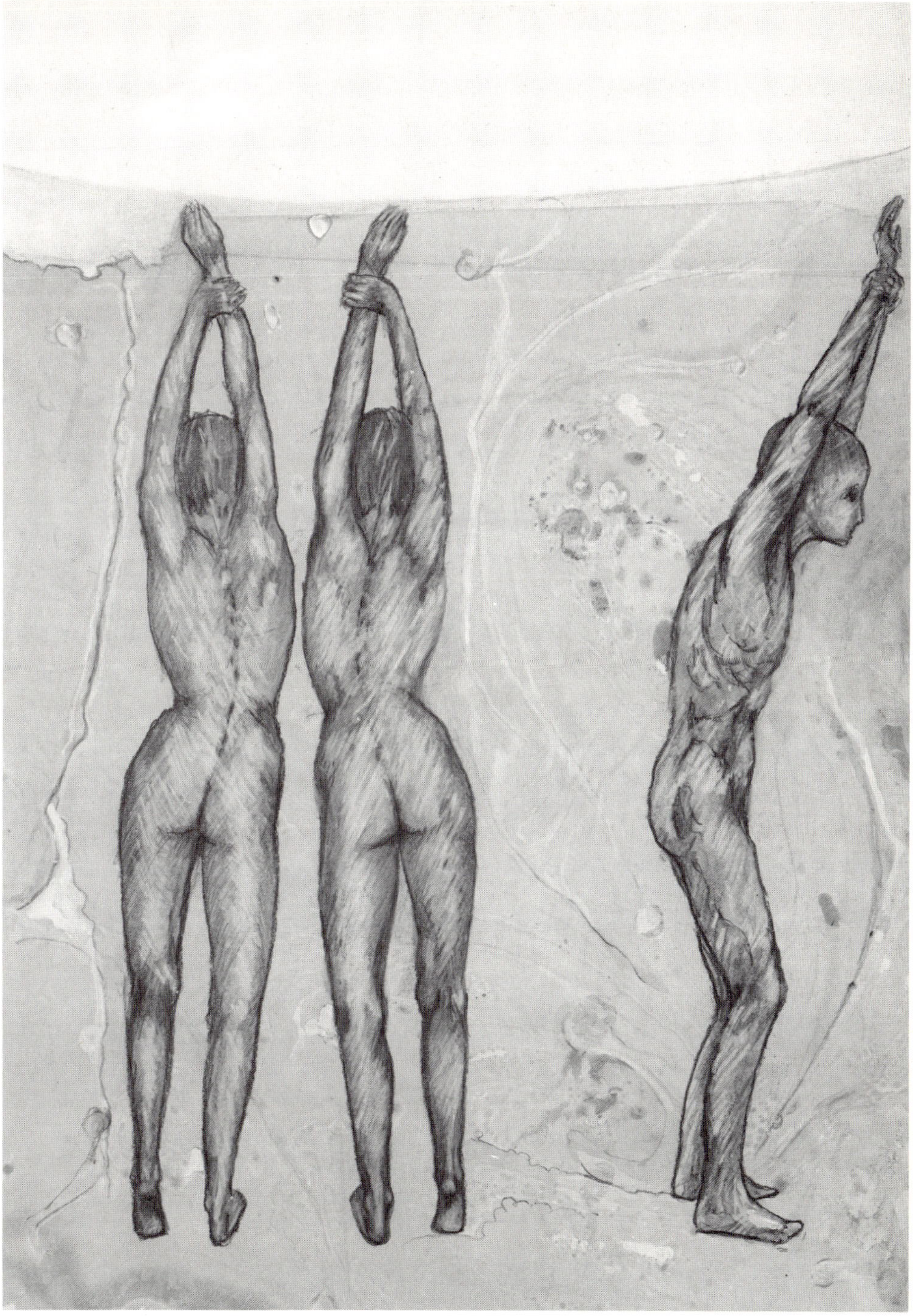

Das Federn

Strecken und Dehnen sind vitale Bewegungen, die Herz- und Atemtätigkeit anregen. Hast Du es gespürt? Wir wollen nach und nach herausfinden, wie wir die dem Körper innewohnenden Kräfte mobilisieren und lenken können, so daß sie den Heilungsprozeß wirksam unterstützen. Ich werde deshalb im Verlauf häufig über die Bildung und Akkumulation von Kräften in uns sprechen. Wir tendieren dazu, den Energiefluß in uns einzudämmen, mit dem Ergebnis, daß unser Energiepotential zu einem beträchtlichen Teil brach liegt. Das ist sicher eine gut funktionierende Methode, negative Erlebnisse zu kompensieren und dem Bewußtsein zu entziehen, führt andererseits aber zur Einschränkung unserer Spontaneität, Freude und Erfahrungstiefe.

Da die Klarheit der Augen so sehr von der energetischen Ladung abhängig ist, die sie empfangen und von unserem Bedürfnis, die Umwelt durch Augenkontakt lebendig und umfassend zu erleben, ist es wichtig herauszufinden, in welchem Ausmaß wir die fließende Lebensenergie und eine tiefere Atmung blockieren.

Bringen wir also den Energiefluß in Bewegung und spüren dann, wie der Körper auf die erhöhte Lebenskraft reagiert.

Eine gute Übung hierfür ist das Auf- und Abfedern auf der Stelle, wobei die Fußballen ständigen Kontakt zum Boden halten und nur die Fußgelenke auf- und abfedern, so daß die Fersen beim Abfedern wieder Bodenkontakt bekommen.

Spüre, wie diese Übung alle Gelenke des Körpers durchschwingt und wie die Atmungstätigkeit intensiviert wird. Lebst Du normalerweise mit einem reduzierten Atemniveau, könnte es sein, daß Du unruhig wirst oder ein Schwindelgefühl verspürst; andererseits kann es dabei auch zu euphorischen Stimmungen kommen. Federe weiter auf und ab und spüre dabei den inneren Veränderungen Deines Körpers nach. Versuche, so viel wie möglich von diesen inneren Gedanken zu erfassen.

Eine Abwandlung dieser Übung ist zu einer sehr wichtigen Methode für die Verbesserung von Sehproblemen bei Kindern geworden. Das Trampolin ist mittlerweile in der Praxis von Optometristen ein gebräuchliches Hilfsmittel zur Verbesserung von Kurzsichtigkeit und Fusionsproblemen geworden, aber auch dafür, die Augen wieder beweglicher zu

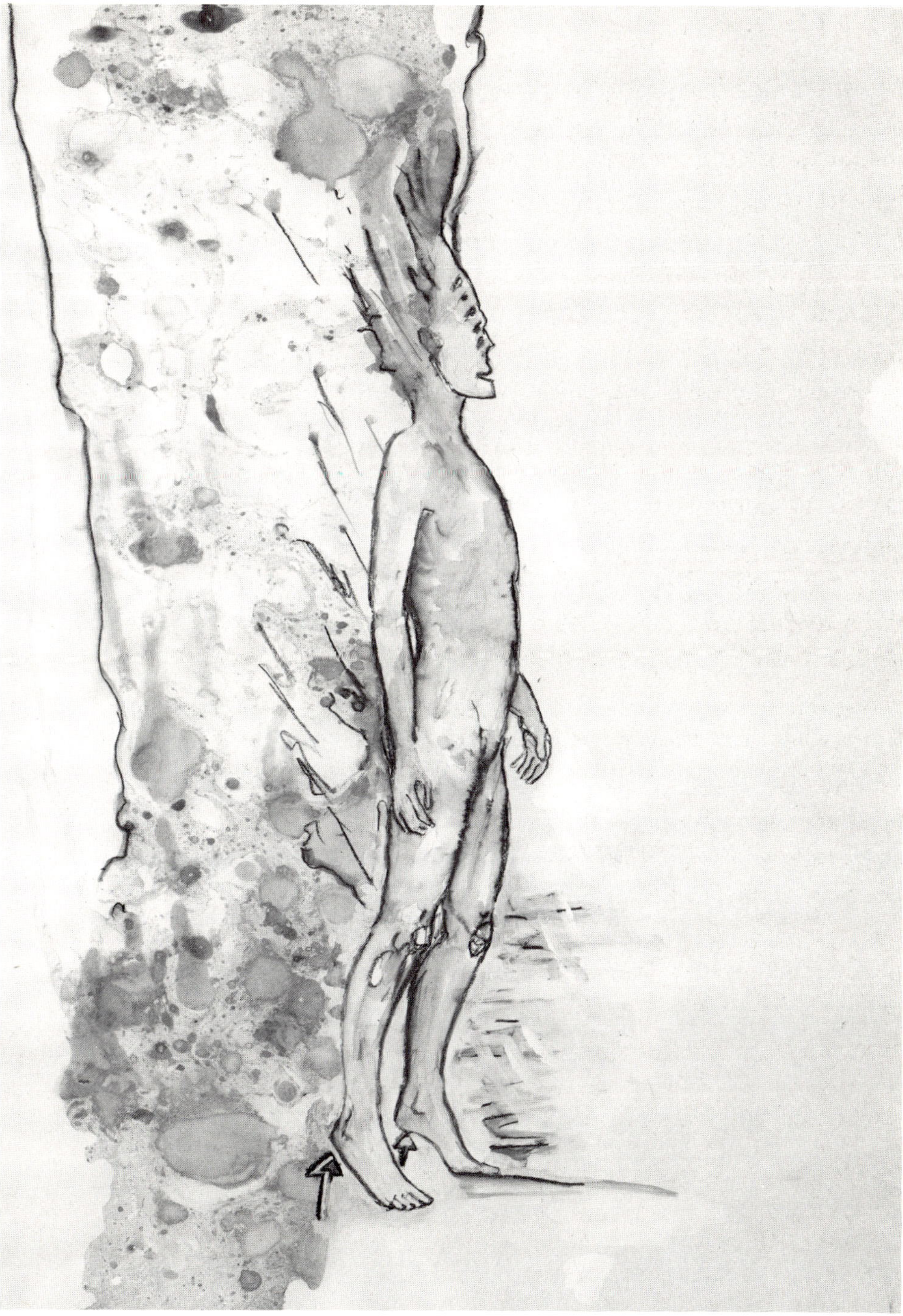

machen und aus ihrer starren Haltung zu lösen. Solltest Du ein Trampolin zur Verfügung haben, ist ein ständiges Training darauf sehr zu empfehlen. Aber allein schon das Federn auf der Stelle ist sehr wirkungsvoll, und es ist eine jederzeit verfügbare Übung.

Federe so, wie Du es als angenehm empfindest und spüre bewußt die Reaktionen Deines Körpers. Du fühlst, wie die Schultern auf und ab gehen, sie sollten vollkommen gelockert sein. Ebenso löst sich der Unterkiefer, die Arme hängen gelöst neben dem Körper. Und was machen die Augen? Versuchen sie auf etwas Bestimmtes zu schauen? Vielleicht etwas mit dem Blick festzuhalten? Das Federn ermutigt die Augen dazu, die Umwelt loszulassen. Es hilft ihnen, sich zu entspannen und befreit sie von der Vorstellung, ständig „arbeiten" zu müssen.

Blinzele während des Federns häufig, und versuche den Überblick zu behalten ohne den Wunsch, etwas besonders scharf sehen zu wollen. Richtest Du Deine Aufmerksamkeit auf das Atmen und Blinzeln, fällt es Dir leichter, ohne bestimmte Wahrnehmung diesen Überblick zu bewahren.

Was aber geschieht im umgekehrten Fall, wenn Du Deine Aufmerksamkeit auf eine bestimmte Blickrichtung lenkst? Während Du federst, entsteht eine optische Illusion, so als ob der Punkt, auf dem Dein Blick ruht, sich auf und ab bewegt, wobei eine Vielfalt von Details von den Augen erfaßt wird. Diese Form der Wahrnehmung ist deutlich von der ersten unterschieden. Die Augen müssen sich nun ständig bewegen, um den Blick auf diesen Punkt richten zu können.

Das Federn nachschwingen lassen

Ich bin mir darüber im Klaren, daß es schwierig für Dich sein kann, die Übungen lediglich nach diesem Buch zu erlernen. Deswegen habe ich eine Anzahl von Tonbandcassetten hergestellt, die parallel zum Buch weitere Anleitungen geben können.

Zurück zum Federn. Mit der Zeit bekommst Du ein Gefühl dafür, wann Du eine Übung beenden kannst und die Zeit gekommen ist, in Dich hineinzuspüren. Bleibe also eine Weile so stehen, die Beine leicht gespreizt, die Fußballen gleichmäßig belastet und die Kniegelenke locker, so daß sie sich nicht durchdrücken. Schließe die Augen und versuche, in Deinem Körper konzentriert zu sein. Spüre, wie Dein Kreislauf und besonders das Herz reagieren, wie sich die Muskeln anfühlen.

Lenke dann die Aufmerksamkeit auf die Augen. Wie fühlen sie sich an? Vielleicht findest Du die Beantwortung dieser Frage zunächst etwas schwierig. Ich möchte auch keine verbale Antwort, sondern daß Du erlernst, Dich sensibel dort zu konzentrieren.

Fühlen sich Deine Augen jetzt verspannt an? Wollen sie sich von selbst öffnen? Oder fühlen sie sich unter den schützenden Augenlidern wohl und wollen geschlossen bleiben? Vielleicht siehst Du noch die Bilder vor Dir, die sich eben noch beim Federn auf und ab bewegten.

Laß Dir ausreichend Zeit, um das Nachschwingen des Federns in den Augen zu spüren, denn das Spüren der inwendigen Veränderungen ist der Beginn zur Wiederherstellung Deiner Sehfähigkeit. So lernen wir, uns selbst besser wahrzunehmen, d.h. unsere innere Wahrhaftigkeit zu erfahren. Und wenn Du Widerstände dagegen spürst, dann sei Dir auch ihrer bewußt. Was Du auch fühlst oder tust, auch das Negative, versuche immer Dir dessen bewußt zu werden, ohne wahrnehmende Beurteilung.

Das Herunterbaumeln

Durch das Gähnen, das Dehnen und Strecken, durch das Federn und das anschließende Nachschwingenlassen bei geschlossenen Augen und mit lockeren Kniegelenken haben sich schon einige Verspannungen gelöst, und die Energie kann nun besser zu den Augen fließen. Die nächste Übung in der Kette von Grundübungen ist das Herunterbaumeln.

Beginne damit, daß Du Deinen Oberkörper vornüberhängen läßt, indem Du Dich ganz langsam vom unteren Rücken her Wirbel für Wirbel nach unten beugst. Der Kopf, der anfangs locker auf der Brust liegt, hängt jetzt herab, die Wirbelsäule wölbt sich mehr und mehr, und die Arme baumeln gelöst herab.

Du kannst spüren, wie die Schwerkraft auf Dich einwirkt. Deine Füße sollten etwa 35 cm auseinanderstehen, und die Kniegelenke federn gut mit, während Du beim Herunterlassen locker mit den Händen den Fußboden zu erreichen suchst. Die Knie sind also auch während dieser Übung gebeugt, es kommt hierbei nicht so sehr auf eine Dehnung der Rückenmuskulatur an.

Während Du in dieser Position bleibst, möchte ich Dich auf verschiedenes hinweisen, was bei dieser Übung zu beachten ist. Atme durch den Mund tief ein und aus, der Unterkiefer öffnet sich von selbst und hängt herab. Um Verspannungen, die sich in Brust oder Hals gebildet haben, lösen zu können, gebe mehrere Seufzer von Dir oder erzeuge andere Stimmgeräusche. Hüpfe ein wenig umher, so wie ein Affe, der immer wieder kurz mit den Händen den Boden berührt. Durch den herunterhängenden Kopf gelangen auch die Augen unter den Einfluß der Schwerkraft, aber im umgekehrten Sinne unserer Erfahrung. Schüttle den Nakken kräftig hin und her, um die Muskulatur zu lockern. Seufze wieder, und gib Dich ganz den aufsteigenden Empfindungen hin.

Wenn Du soweit bist, richte Dich nun wieder Wirbel für Wirbel auf. Der Kiefer hängt dabei locker herab, Du atmest durch den Mund, die Augen sind geschlossen. Achte besonders feinfühlig auf Deinen Hals, Deine Atmung und die Kniegelenke. Halte sie weiter leicht gebeugt, auch wenn Du aufrecht stehst.

Der Kopf bleibt bis zuletzt auf der Brust liegen, hebe ihn erst ganz zum Schluß auf. Solltest Du ein leichtes Vibrieren oder Schütteln in den Bei-

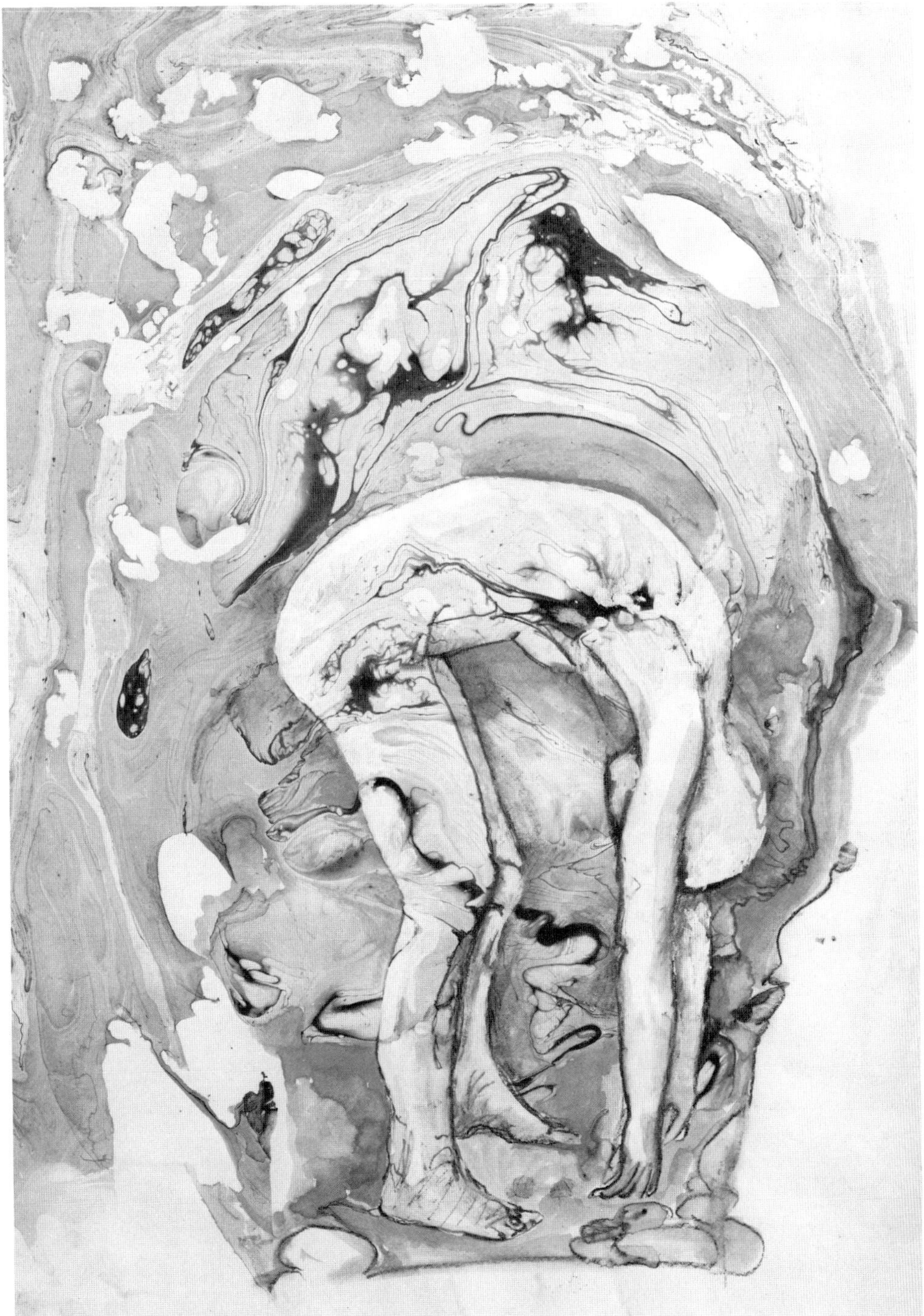

nen spüren, so laß es zu und kämpfe nicht dagegen an. Auch wenn Dir nach Weinen oder Schluchzen ist, laß es geschehen. Manche Gruppenteilnehmer beginnen plötzlich schallend zu lachen, ohne ersichtlichen Grund, nur aus dem Gefühl heraus.
Die Augen sind weiterhin geschlossen. Was ist mit ihnen in der Zwischenzeit geschehen? Sind sie jetzt angespannt oder gelöst? Wollen sie sich öffnen oder lieber geschlossen bleiben? Beobachte nur und nimm bewußt wahr.
Es ist erstaunlich, wie empfindungslos wir oft für die verschiedenen Bereiche unseres Körpers sind, anstatt wertungsfrei zu beobachten und auch Fehlendes oder Unvollkommenes als einen Teil von uns zu akzeptieren. Man sollte fühlen, anstatt zu bewerten. Werde Dir dessen bewußt und verzögere nicht durch eine wertend-abwehrende Haltung Deinen inneren Wachstumsprozeß. Frage, wovor Du Dich ängstigst – und Du wirst eine Antwort finden.
Was für die bisherigen Übungen galt, trifft auch auf das Herunterbaumeln zu. Bemerkst Du, daß Dich eine Übung zu sehr anstrengt oder überfordert, gehe immer nur bis an die Grenze zum Unangenehmen, erzwinge nichts. Benutze die Zeit des Nachspürens am Ende der Übungen um herauszufinden, wie Du auf diese reagierst. Wenn es Dir garnicht möglich ist eine Übung zu machen, überlege Dir die Gründe für eine solche Blockierung. Wenn uns Gefühle bedrohlich erscheinen, neigen wir dazu, sie zu unterdrücken. Die muskulären Verspannungen, die damit einhergehen, schwächen den freien Energiefluß durch den Körper und zugleich den Erregungsprozeß ab, so daß die seelische Belastung zunächst leichter zu ertragen ist.
Als Kinder haben wir uns, wie Wilhelm Reich es nannte, eine Panzerung zugelegt. Körperpanzerung meint ganz wörtlich, daß wir durch bestimmte Schemata im vegetativen Verhalten und durch Anspannung der Muskulatur (z.B. Atemanhalten, Bauchpressen) lernen, unsere Gefühle einzudämmen, um so in der bedrohlichen Situation überleben zu können. Wir alle haben eine solche Panzerung gebildet und könnten ohne eine solche schwerlich aufwachsen. Aber als Erwachsene sollten wir uns dessen bewußt werden. Das würde bedeuten, daß an die Stelle der nun schon automatisch funktionierenden eine bewußte Schutzeinrichtung tritt, die wir aufgeben können, sollten wir sie nicht mehr benötigen.

Neue Ausdrucksmöglichkeiten Deiner Gefühle zu entwickeln und die alten Bahnen zu verlassen, verlangt jedoch Zeit und vor allem Mut. Ich hoffe, daß ich Dir mit diesem Programm dabei helfen kann, die Konfrontation mit der eigenen Realität, bis zur Aufgabe der Panzerung, durchzustehen.

Das Handauflegen auf die Augen

Das Handauflegen (Palmieren) ist eine der klassischen Bates-Übungen. Die Hände und die Augen stehen dabei im Mittelpunkt unserer Betrachtung. Lege das Buch zunächst zur Seite und betrachte einmal die Innenflächen Deiner Hände. Achte dabei auf Deine Atmung, betrachte dabei die Handflächen, ohne an etwas anderes zu denken, richte Deine Aufmerksamkeit mehr auf Deine Empfindungen. Was empfindest Du für Deine Hände? Fühlst Du Dich berührt durch diesen Kontakt oder spürst Du vielleicht gar nichts? Wie reagiert Dein Atem?
Du bringst jetzt vorsichtig Deine Handinnenflächen zu den Augen, atmest tief ein und aus und bist ganz empfindsam für das, was zwischen den Händen und den Augen geschieht. Indem Du die Hände näher und näher zu den Augenhöhlen führst, wölbst Du die Handteller zu kleinen Schalen, so daß am Ende jede Handfläche ein Auge bedeckt und zwischen Augenlid und Handteller ein kleiner Hohlraum entsteht. Dadurch ist sichergestellt, daß die Augen auf keinen Fall berührt werden. Die Handwurzeln liegen auf den Backenknochen, und die Finger beider Hände überlagern sich auf der Stirn. Der Handteller paßt sich genau der Augenhöhle an und schirmt die Augen gegen jeden Lichtstrahl ab. Die Ellenbogen stützen sich gegen die Brust und der Nacken wird ein wenig nach vorn gebeugt, so daß die Augen sich in die schalenförmig ausgebreiteten Hände legen können. Du atmest tief durch die Nase ein und bist ganz empfindsam für Deine Augen und Hände.

Halt einen Moment inne
leg Deine Handteller auf die Augen
und laß sie sich entspannen

Diese Form des Handauflegens wird in traditionellen Sehübungsprogrammen „Palmieren“ oder „Abschirmen“ genannt und ist eine der einfachsten und wirkungsvollsten Methoden. Sie wird im folgenden besonders unter dem Aspekt von heilender Energie in unseren Händen betrachtet.

Das Handauflegen scheint bei anderen wie auch am eigenen Körper bei denjenigen Menschen am wirkungsvollsten zu sein, die oft mehr unbewußt als bewußt diese scheinbar so einfache Selbstheilungsmethode in ein umfassendes Heilverfahren umzuwandeln verstehen.

Welchen positiven Wert kann es überhaupt haben, seine Hände auf die Augen zu legen? Zunächst bewirkt das Handauflegen eine Entspannung der Augen. Ohne Lockerung und Sichlösen der Augen ist eine Sehverbesserung unmöglich. Die Entspannung des Augenbereichs wird zudem durch die bewußte Erfahrung des Atmens weiter verstärkt. Erst mit größerer Gelöstheit und Durchlässigkeit des Körpers kann auch wieder mehr Energie zu dieser Körperstelle gelangen. Das Zudecken mit den hohlen Händen gibt letztlich den Augen Dunkelheit und Wärme, was ihnen Erholung und Ruhe verschafft. Was noch wichtiger ist, die Augen können sich dem sicheren Gefühl hingeben, wie in einer Gebärmutter oder einer Höhle nach allen Seiten hin gewärmt und beschützt zu werden.

Dieses Programm betont im weiteren zwei Aspekte besonders. Einmal den, daß wir uns heilender Energie öffnen und sie durch die Hände zu den Augen leiten können. Und zweitens, daß wir – während das Gehirn Impulse zur Heilung der Sehorgane an die Augen weiterleitet – aus unserem Vorrat an Lebenskraft Energie durch die Hände zu den Augen fließen lassen können, um so die vom Gehirn an die Augen gesandten Informationen wirkungsvoll zu unterstützen.

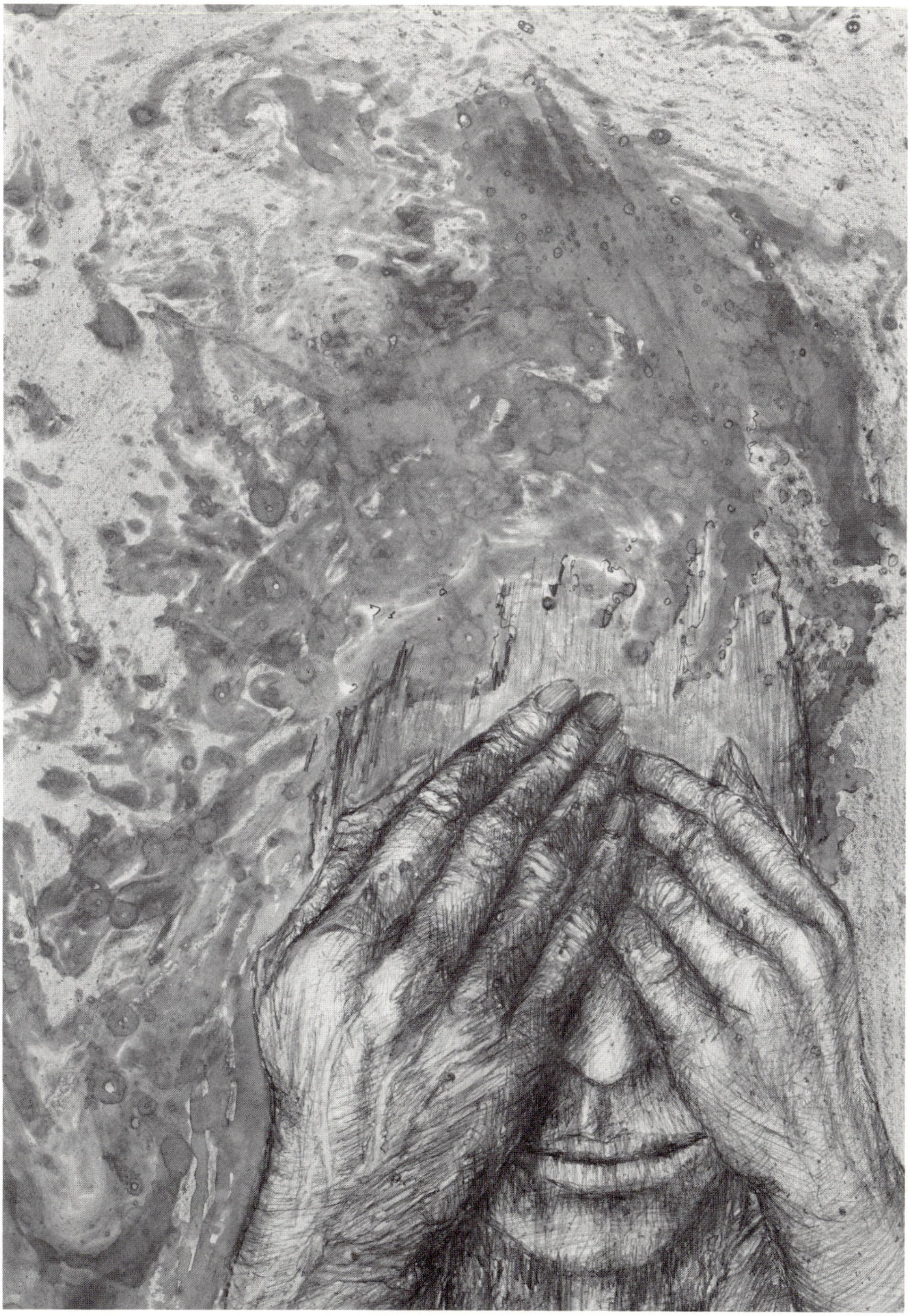

Das Atmen mit dem Becken

Wenn Du bisher Deine Beckenatmung noch nie gespürt hast, könnte dieser Teil des Programms zu einer kleinen Entdeckungsreise werden. Der volle, natürliche Atem beginnt mit einer leichten Bewegung des Beckens. Deine bewußte Erfahrung mit dieser Atembewegung ist ein erster Schritt, mit der natürlichen Schwingung des Beckens und mit der eigenen Kraft Fühlung zu nehmen. Die am stärksten festgehaltenen Ausdrucksbewegungen des Körpers sind bei den meisten von uns die des Beckens und die der Atmung, das gilt in besonderem Maße für die Beckenatmung. Das nicht blockierte Becken eines vitalen Organismus kann beim Sitzen oder Stehen mit jedem Atemzug leicht vor und zurück schwingen. Diese spontane Beckenbewegung ist jedoch sehr häufig durch Verspannungen in Muskeln und Geweben behindert oder stark eingeschränkt. Die Gründe für die Blockierung der Beckenatmung können sehr verschieden sein, sie reichen von einer starken Zügelung sexueller Gefühle über die Blockierung des Kraftstroms durch Einschränkung des Beckenraumes bis zu einer unbewußten Nachahmung von Gebärden und Atemweisen des Kindesalters.

Erst in dem Maße wie die Empfindungsfähigkeit für die natürliche Atembewegung wächst – und damit zugleich für die bisherige Blockierung der Beckenbewegung – können wir durch konzentrierte Anwesenheit und Gegenwärtigsein in diesem Bereich die natürliche Atmung des Bekkens erneut aktivieren. Diese Bewegung ist also keineswegs gewollt, sie entsteht gewissermaßen von selbst und wird dennoch begleitet von unserer vollen Anwesenheit. Damit werden wir durchlässiger für den in uns aufsteigenden Kraftstrom und können die bisher ungenutzten Kräfte für die Lösung von Spannungen sowie die Heilung unserer Augen und Gefühle freigeben.

Wie in der Illustration abgebildet, nimmst Du für die Übung, breitbeinig stehend, eine bequeme Grundhaltung ein. Mit jedem Einatmen streckst Du Deine Knie gerade, läßt zugleich die Bauchmuskeln sich entspannen und wölbst den unteren Rücken zurück. Das Becken schwingt dabei zurück und ein wenig nach unten. Beim Einatmen läßt Du die Luft schnell durch die Nase einströmen, um Deine Lungen ganz mit Luft zu füllen. Beim Ausatmen durch den Mund preßt Du die Bauchmuskeln, beson-

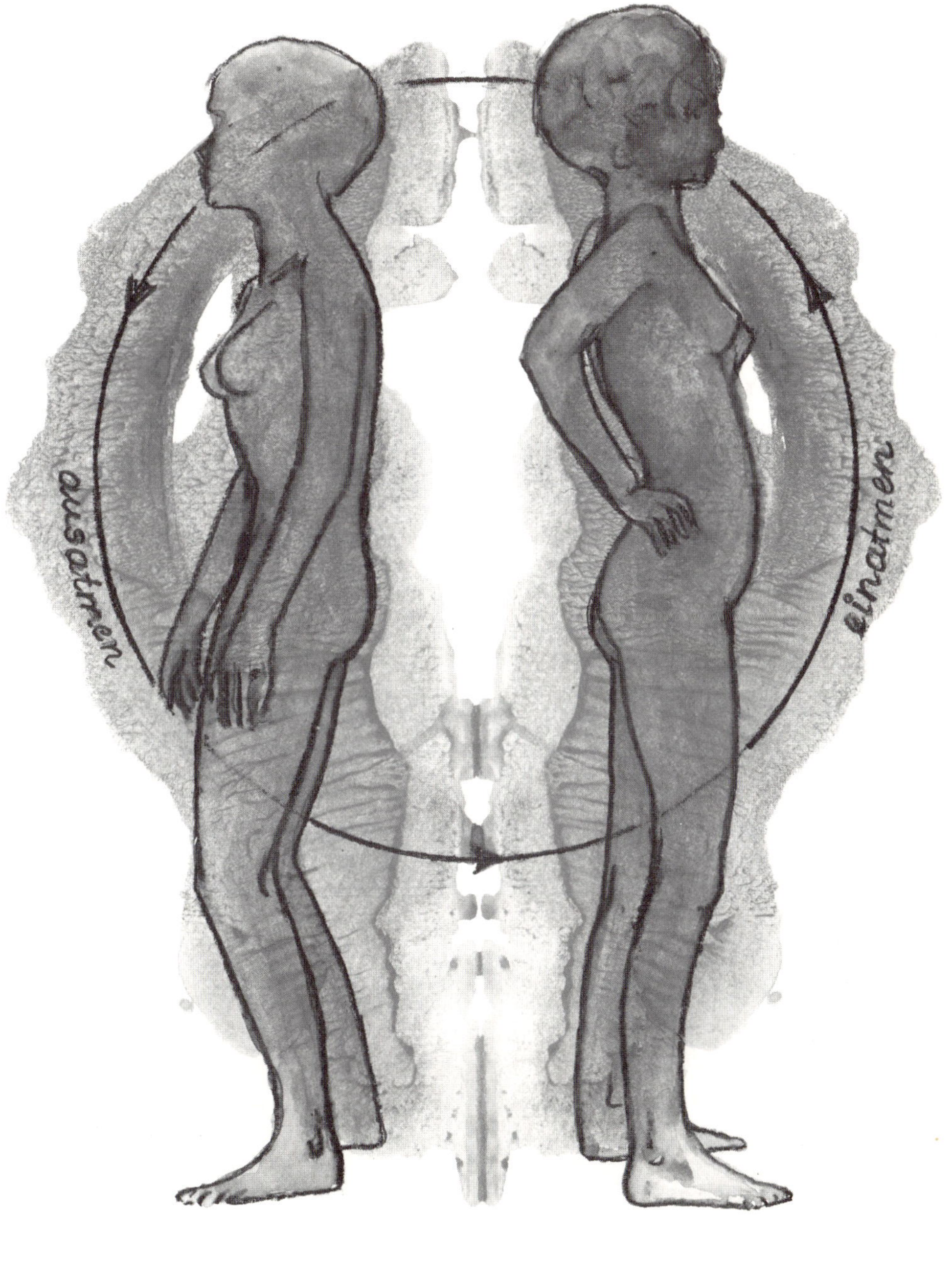
ausatmen
einatmen

ders die unteren, fest zusammen, bis der letzte Rest Luft entwichen ist. Während Du ausatmest, gehen die Knie aus ihrer geraden Stellung in eine gebeugte Position über, das Becken kippt nach vorn, der ganze Körper spannt sich an, zugleich kannst Du spüren, wie mehr Energie in den Beckenraum strömt und sich dort Lebenskräfte sammeln.

Probiere diesen Bewegungsablauf erst einmal in groben Zügen aus. Wenn Du soweit bist, atme mit einer sanfteren, weniger übertriebenen Beckenbewegung. Du wirst merken, daß Du mit einer so subtilen Beckenbewegung atmen kannst, ohne daß dies von der Umwelt bemerkt wird. Die Atmung mit dem Becken hat natürlich auch eine sexuelle Dimension. Das Vibrieren der natürlichen Beckenschwingung vermittelt sehr subtile, lustvolle Gefühle. Der Beckenraum wird mit mehr Kraft angereichert, der Atemstrom – vom Beckenraum mitgespeist – fließt ungehemmter durch den Körper. Dadurch wird Deine gesamte Atmung offener und natürlicher. Je mehr Kraft Du im Beckenraum bewahren kannst, auch in schwierigen, belastenden Situationen, desto besser kann der Dekonditionierungsprozeß zur Überwindung von Furcht und Angst durch die natürliche Beckenatmung ingang gesetzt werden.

Es stellt sich hier natürlich die Frage, ob Du wirklich durch eine „einfache“ Atemübung Ängste abbauen kannst, ohne dabei durch einen langwierigen Therapieprozeß gehen zu müssen. Können emotionale Schwierigkeiten wirklich durch eine grundlegende Veränderung des Atmungsablaufs abgebaut werden, indem wir die unbewußte Atmungsfunktion mehr und mehr kennenlernen und ihre heilenden Kräfte zulassen?

Aus den folgenden Gründen heraus scheint mir dies möglich zu sein: Zunächst verstärkst Du durch diese Art der Atmung wirkungsvoll das Gefühl des Vertrauens in Deine persönliche Kraft, von der Du ja in der Regel abgeschnürt bist. Durch die Atmungsübung öffnet sich ein „eingefrorener“ Bereich, der sich, von Dir nicht bewußt empfunden, in einer dauerhaften Verspannung befand, und der Dich an einer angemessenen Reaktion hinderte. Diese eingefleischte Haltung blockierte zudem die lösende und erneuernde Kraft Deines Zentrums. Indem das Sichspüren in dieser Kraft im Beckenraum zunimmt, können frühere Ängste weichen. Im gleichen Maße, wie sich ein Gefühl der Kraft und des Vertrauens entwickelt, nehmen Furcht und Angst ab und es entsteht Sicherheit, mit der wir der Situation entsprechend flexibel reagieren können. Ein wichtiger Teil des Programms beabsichtigt deshalb, die Übenden ihre eigene Stärke und persönliche Kraft wieder spüren zu lassen, um so Gefühle der Angst, die einer Wiederherstellung der Sehfähigkeit entgegenstehen, abbauen zu können. Wir können lernen, Gefahren als zu unserem Leben gehörend zu akzeptieren. Und indem wir unsere Empfindungsfähigkeit für die persönliche Kraft vergrößern, können wir auch mit Problemen in unserer Umwelt offener und direkter umgehen, ohne ihnen auszuweichen oder mit Furcht zu reagieren. Das ist besonders wichtig in einem Programm zur Wiederherstellung der Sehfähigkeit von Kurzsichtigen, die gerade damit oft erhebliche Schwierigkeiten haben.

Kapitel 2

Das Umwandern

Das Umwandern mit den Augen ist eine Übung, die Deine Sehfähigkeit auf mehrfache Weise verbessern hilft. Zunächst ermutigt sie die Augen, ihre Tendenz, auf einen Punkt zu starren, aufzugeben. Die meisten Fehlsichtigen sind Gewohnheitsstarrer, die das Gesehene, anstatt mit schnellen Blickverschiebungen Einzelheit für Einzelheit zu erfassen, auf einmal wahrzunehmen versuchen. Läßt Du Deine Augen die Gegenstände in einer schnellen, frei fließenden Blickbewegung umwandern, so bekommt Dein Gehirn anstelle einiger weniger Bilder, die Du durch das Starren erhälst, tausende winzig kleiner Eindrücke von den verschiedenen Aspekten des Gegenstandes. So kann sich Deine Sehfähigkeit durch das bloße „Umwandern" schon beträchtlich verbessern.
Es sind besonders die Verspannungen in den äußeren Augenmuskeln, welche die spontane, frei fließende Bewegung der Augen behindern und diese tendenziell in einem unbeweglichen Zustand festhalten. Das Umwandern hilft hier insofern, als es die Augen ermutigt, die Umwelt aufmerksam zu beobachten. Normalerweise wechseln die gesunden Augen ständig ihren Brennpunkt, tasten das gesamte Blickfeld mit ruckartigen Bewegungen ab und senden die mit jeder Verschiebung aufgenommene visuelle Information an das Gehirn, wo tausende Informationen zu einem Gesamtbild zusammengesetzt werden. Das Umwandern ist eine ausgezeichnete Übung, die verlorengegangene Beweglichkeit neu zu erlernen und den Abtastprozeß der schnellen Blickbewegungen zu reaktivieren. Es ist zugleich eine jener Übungen, die sich leicht in den Tagesablauf einbauen lassen, immer wenn Du ein wenig Zeit übrig hast.
Wie bei allen Übungen – das sei hier noch einmal ausdrücklich betont – möchte ich, daß Du auch beim Umwandern keine Sehhilfen trägst. Solltest Du kurzsichtig sein, kannst Du vielleicht dieses Buch auch ohne Sehhilfe lesen. Benutze Brille oder Kontaktlinsen bitte nur, wenn es anders absolut nicht geht. Das gleiche gilt für die weitsichtigen Leser. Astigmatismus, d.h. Stabsichtigkeit, könnte beim Lesen zu einem Problem für Dich werden. Zwinge Dich also zu nichts. In einem Programm, in dem es um Wachstums- und Reifungsprozesse von Menschen geht, kann nichts erzwungen werden. Wir wollen die Augen von Verspannungen befreien, nicht noch zu solchen beitragen.

Aber für das Umwandern sollte es Dir möglich sein, ohne Linsen zu üben. Schau also auf irgendein Objekt oder auf eine Person, das oder die so weit von Dir entfernt sein sollte, daß die Grenze zur Verschwommenheit erreicht ist. Für Weitsichtige liegt dieser Punkt naturgemäß näher, für Kurzsichtige ist er weiter entfernt. Geben wir den Augen also wieder Gelegenheit, sich frei bewegen zu können. Das Umwandern meint ganz wörtlich, daß Du mit den Augen zunächst auf den Rändern der Peripherie von Gegenständen oder Personen entlangwanderst und später auch die inneren Einzelheiten erforscht. Dabei hälst Du den Kopf nicht starr, sondern er folgt der jeweiligen Blickrichtung der Augen. Beobachte einmal die Bewegung Deiner Augen, während sie auf den Umrissen entlangwandern. Bringen sie in schneller Folge eine Vielzahl von Einzelheiten zum Gehirn oder torkeln sie mehr an der Linie entlang, zu schlaff, um genügend Informationen zu geben? Wandere weiter die Umrisse ab, als ob Du sie nachzeichnen würdest. Nimm, unabhängig davon, ob das Bild verschwommen ist oder nicht, soviele Einzelheiten wie möglich auf. Versuche von jetzt an bei jeder Gelegenheit die Sehzentren des Gehirns mit so vielen Einzelheiten der Seheindrücke zu füttern wie möglich, bis Du das jeweilige Objekt gründlich mit den Augen erforscht hast.
In Sendungen des Fernsehens gibt es manchmal Hinweise, daß die Menschen im Alter geistig und körperlich aktiver leben sollten. Folgen Deine Augen beim Umwandern den Umrissen auch so, als seien sie schon „zu alt“, um sich noch viel zu bewegen? Oder fühlen sie sich so, als wollten sie für den Rest des Lebens auf einer Parkbank sitzen und starrer und steifer werden? Benutze stattdessen Deine Nase wie einen langen Zeigestock, der weit genug reicht, um auf den Umrissen der Objekte entlanggehen zu können, um die Linien nachzuzeichnen, wobei die Augen stets der Linie des „Zeigestocks“ folgen und so in ständiger Bewegung gehalten werden. Und vergiß nicht, in die bewußte Wahrnehmung, neben dem optischen Bild, auch die Atmung und das Blinzeln mit einzubeziehen, indem Du die Aufmerksamkeit von der Blickrichtung löst und Dich den körperlichen Empfindungen hingibst.
Sehen wir uns einer schwierigen Aufgabe gegenüber, halten wir meistens den Atem an und unterbrechen den regelmäßigen Lidschlag. Das Atemanhalten ist eine Furchtreaktion, d.h. befürchten wir bei einer Aufgabe zu versagen, stoppen wir unwillkürlich die Atmung. Um dieses Verhal-

ten überwinden zu können, achte auf Deine Atmung, atme weiter trotz der Furcht, und Du wirst Deine Stärke besser spüren. Mir ist bewußt, wie tief verwurzelt solche Furchtreaktionen sind, die letztlich auf den Verlust des bewußten Atmungsverhaltens zurückzuführen sind. Vergiß also nicht, während Du den betrachteten Gegenstand umwanderst, regelmäßig durch einen sanften Lidschlag Deine Augen zu entspannen, Dir Deiner Atmung bewußt zu sein und mit wachen Augen zu sehen. Was immer Du Dir anschaust in einem Augenblick der Ruhe – umwandere es mit den Augen. Nimm es tief in Dich auf, verzehre es förmlich, bis Du das Gefühl hast, das Betrachtete sei tief in Dir. Du hast den Kontakt mit der Außenwelt hergestellt und das Gesehene in Dein Bewußtsein aufgenommen.

Dabei ist etwas Bemerkenswertes geschehen. Was vorher außen war, ist jetzt in Dir. Wie empfindest Du das?

Wir wollen in dieser Übung das soeben gelernte Umwandern in eine Mandala-Meditation integrieren, dann die Mandala-Betrachtung mit positiven Bekräftigungen und der, aus dem Zen stammenden, Koan-Fragetechnik verbinden.
Im vierten Teil dieses Buches findest Du dazu eine Reihe weiterer Mandala-Bilder, Selbstbekräftigungen und Koan-Fragen, die jeweils für sich eine geschlossene Einheit bilden. Schau Dir einige von ihnen an, und verbinde die Mandala-Meditation mit dem Umwandern. Komme dann zu dem Mandala, das auf der nächsten Seite abgebildet ist. Umwandere ganz langsam die Peripherie des Mandalas – zwinge Dich auch hierbei zu nichts – und lasse dieses Nachzeichnen der Umrisse zu einer spielerischen Erfahrung für Dich werden, bei der Du den Bewegungsablauf geniessen kannst. Atme beim Umwandern der einen Hälfte des Mandalas ein und mit dem Beginn der anderen Hälfte wieder aus, so daß ein rythmisches Atmen entsteht und Du das Gefühl bekommst, ganz routiniert um die Kurven zu fahren. Bleibe Dir dabei stets der weißen und schwarzen Zwischenräume bewußt, die Du mit dem Blick passierst.
Wir drängen uns zu oft in einen Zustand, in dem wir uns kaum noch bewußt wahrnehmen. Das gilt auch für das Erlernen neuer Übungen innerhalb des Programms. Während der meisten Zeit unseres Lebens befinden wir uns bewußtseinsmäßig nicht in der Gegenwart. Unser Verstand schwelgt in Erinnerungen oder ist mit den künftigen Möglichkeiten befaßt. Dieses Festhalten an Vergangenheit oder Zukunft verhindert die Konzentration auf das Gegenwärtige. Versuchen wir also, während wir das Mandala mit den Augen nachzeichnen, uns auf den Körper zu konzentrieren und ergänzen wir die Wahrnehmung des optischen Bildes durch die bewußte Wahrnehmung des Körpergefühls. Bist Du zweimal in die gleiche Richtung gewandert, kehre anschließend in die andere Richtung um.
Nachdem Du das Mandala nachgezeichnet hast, schließt Du die Augen und prüfst, wieviel Du von dem Gesehenen zu gegenwärtigen vermagst. Eine solche bildhafte Vorstellung wird Visualisierung genannt. Wir benötigen diese Fähigkeit in besonderem Maße für die fortgeschrittenen Heilmethoden dieses Programms. Solltest Du Schwierigkeiten mit dem Visualisieren haben, mußt Du Dir gerade für solche Übungen genügend

Zeit lassen. Öffne jetzt die Augen und vergleiche, wie nahe Dein inneres Bild dem wirklichen Bild gekommen ist. Zeichne das Mandala ein weiteres Mal mit den Augen nach und nimm jetzt auch die inneren Teile umwandernd in Dich auf, bis Du sie ganz umfaßt hast. Schließe dann die Augen wieder und lasse die Einzelheiten vor Dein geistiges Auge treten. Mache es Dir bequem, lockere Dich; zwinge die Bilder nicht herbei, sondern warte, bis sie von selbst kommen. Du mußt niemandem beweisen wie gut Du bist, es gibt keine Benotung, bei der Du versagen kannst. Öffne die Augen wieder, blinzele sanft mit den Lidern und blicke auf das gesamte Mandala. Diese Art des Sehens unterscheidet sich erheblich vom Umwandern im ersten Teil der Übung. Du dehnst Dein peripheres Sehen aus, anstatt mit einem wandernden Blick den Brennpunkt ständig zu verändern. Schau also auf das Zentrum des Mandalas und laß den Blick dort ruhen. Während die Blickrichtung im Zentrum verweilt, löst sich die Aufmerksamkeit vom Zentrum und bezieht mehr und mehr Teile des Mandalas mit ein, bis schließlich die bewußte Wahrnehmung das gesamte Blickfeld des Mandalas umfaßt.
Bewege Dich jetzt vom Mandala weg, bis es verschwommen wird, und bringe es dann wieder zurück in die Scharfeinstellung – für Altersweitsichtige ist es genau umgekehrt. Richte den Blick wieder auf das Zentrum, nehme mehr und mehr Teile in Deine Aufmerksamkeit, dann beziehe auch die Worte oberhalb und unterhalb mit ein. Schließe die Augen wieder und stelle Dir das gesamte Bild vor.

Möchtest Du klar sehen ?

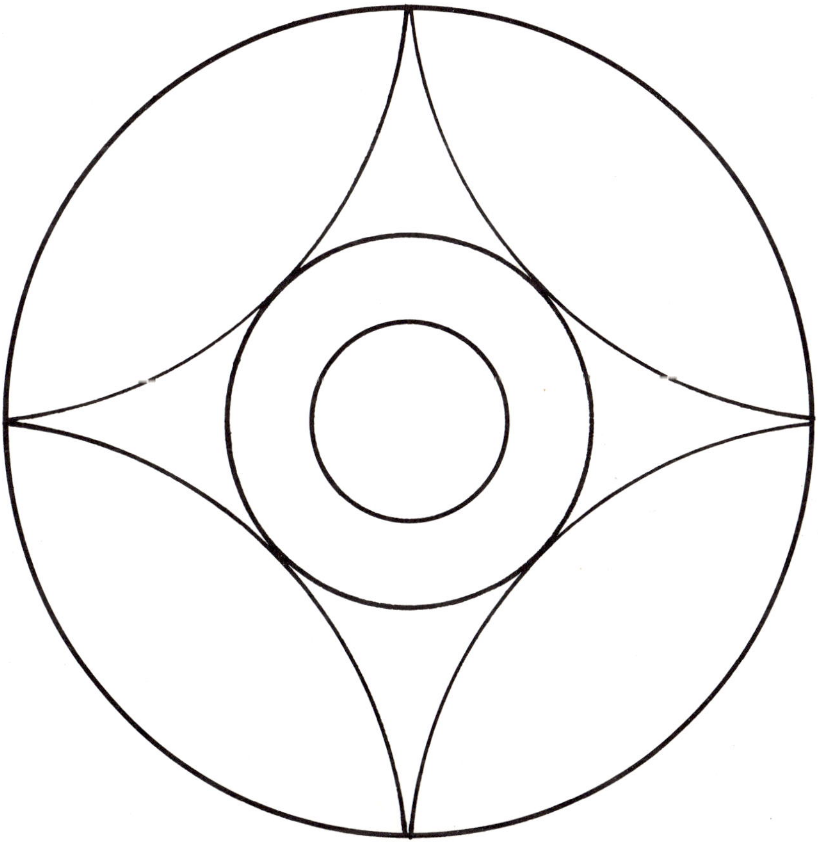

Atme !

Die Akkomodationsübung

Es gibt eine einfache Akkomodationsübung, die ich Dir jetzt erklären möchte.

Strecke dazu den Zeigefinger einer Hand nach oben, die anderen Finger bilden eine lockere Faust. Betrachte diesen Zeigefinger und sieh, wie nah Du ihn zu den Augen bringen kannst, bevor er zu verschwimmen beginnt. Dies ist Dein Nahpunkt. Mit zunehmendem Alter entfernt sich dieser Punkt. Solltest Du bei Dir schon eine Abnahme der Akkomodationsfähigkeit bemerkt haben, führe regelmäßig die Übungen für Altersweitsichtigkeit durch, die in diesem Buch enthalten sind.

Strecke nun einen Zeigefinger hoch und bringe ihn an den Nahpunkt, den Zeigefinger der anderen Hand streckst Du ebenfalls nach oben, diesmal jedoch auf Armeslänge entfernt, so daß beide Finger mit der Nasenspitze eine Linie bilden. Schau zunächst auf den nächstentfernten Finger. Laß den Blick dann zu dem weiterentfernten gleiten, und wieder zurück.

Wiederhole dies mehrere Male und versuche bewußt zu spüren, wie sich der Wechsel von Nah- und Ferneinstellung in den Ziliarmuskeln und an der Linse bemerkbar macht.

Wir wollen jetzt einen dritten Akkomodationspunkt hinzufügen. Wenn Du kurzsichtig bist, sollte dieser dritte Sehpunkt genau vor der Grenze zur Verschwommenheit liegen. Gleite nun mit Deinem Blick von diesem dritten, noch klaren Sehpunkt zu dem auf Armeslänge entfernten, und von dort aus zum Nahpunkt.

Diese Übung macht die Ziliarmuskeln und die Linse beweglich, verbessert die Präzision der Scharfeinstellung und kann helfen, die Tiefenschärfe und die räumliche Wahrnehmung zu verbessern.

Um die Augenmuskeln nach der Übung zu entspannen, aber auch um etwaige Verspannungen dort aufzuspüren, solltest Du jedesmal nach der Übung die Hände auf die Augen legen und sie sich entspannen lassen.

Gerade dieses Innewerden und Spüren von Verkrampfungen in den Augen ist ein erster Anfang, um die Verständigung zwischen Gehirn und Augen zu verbessern. Durch erhöhte Sensibilität für die Vorgänge in Deinen Augen wird das Gehirn angeregt, die Verspannungen in den Augenmuskeln zu lösen und alte Sehgewohnheiten aufzugeben.

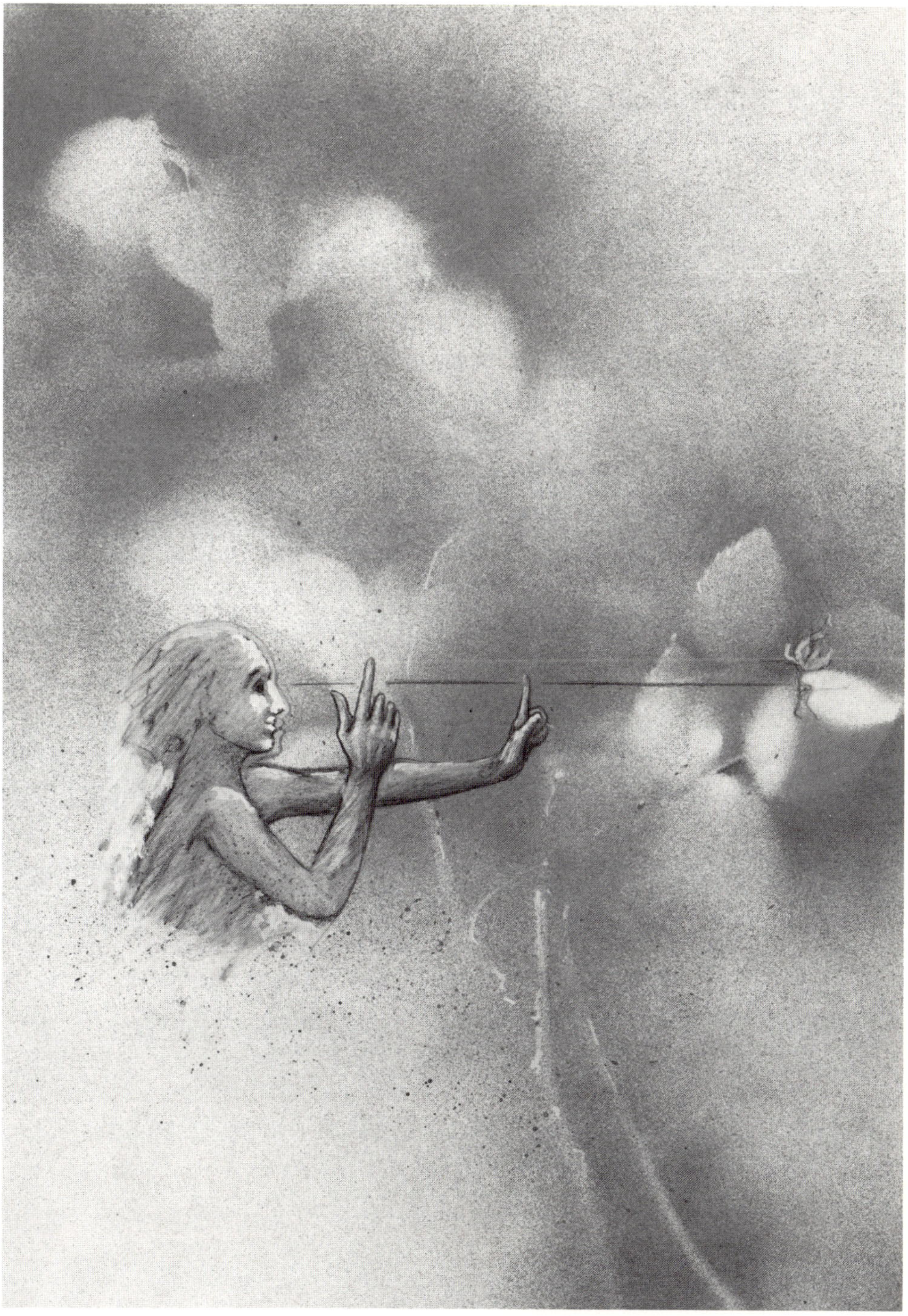

Das Lange Schwingen

Du stehst mit leicht gespreizten Beinen da, die Schultern sind entspannt, die Arme hängen locker herab, die Knie sind gerade, aber nicht durchgedrückt, der Kopf ist gelassen aufgerichtet.
Zunächst drehst Du den Kopf von links nach rechts und wieder zurück, so daß das Kinn stets auf gleicher Höhe bleibt. Die Schultern und der übrige Körper bewegen sich noch nicht mit. Das Hin- und Herbewegen des Kopfes nimmt jetzt langsam zu. Schließe Deine Augen und wenn Du möchtest, laß das Schütteln des Kopfes noch etwas schneller werden. Du kannst spüren, wie die Backenmuskeln durchgeschüttelt werden und sich lockern. Das Durchschütteln erfaßt die Augen und lockert sie ebenfalls. Jetzt lasse Deinen Kiefer sich lockern und lösen. Atme aus, und gib ein Ahhh-Stimmgeräusch von Dir. Laß die Zunge etwas heraushängen, und ziehe Deine Bauchmuskeln fest zusammen während Du ausatmest.
Was für die anderen Übungen in diesem Programm gilt, trifft auch für das Schwingen zu. Du solltest jede Übung nur soweit durchführen wie Du sie als angenehm empfindest und etwaige Gesundheitsprobleme oder körperliche Beschwerden nicht noch verschlimmert werden. Zwinge Dich also zu nichts und gehe nur an die Grenze des Möglichen.
Halte einen Moment inne, schließe die Augen und beobachte den Atmungsverlauf, ohne ihn willkürlich zu beeinflussen. Laß den „durchgeschüttelten" Kopf zur Ruhe kommen. Spüre das Nachschwingen des Schüttelns im Körper, in den Augen, und werde Dir bewußt, wie diese Übung Dein Gefühl für Balance und Standfestigkeit beeinflußt. Sei einfach nur teilnehmender Beobachter Deiner inneren Veränderungen.
Und jetzt zum eigentlichen „Langen Schwingen". Du beginnst mit einem Schwingen der Arme in einem weiten Kreis um Dich herum, zuerst in die eine, dann in die andere Richtung. Die Drehung sollte dabei vom unteren Rücken her erfolgen, so daß der Körper der Drehung folgt und die Arme von der entstehenden Zentrifugalkraft mitgezogen werden. Während Du hin und her schwingst, drehen sich besonders die Hals- und Lendenwirbel um die Achse der Wirbelsäule. Schwinge Dich zunächst sanft in dem Rhythmus ein. Je mehr Du schwingst, desto grösser wird der Kreisbogen, den Du in einer langsamen Drehung zur rech-

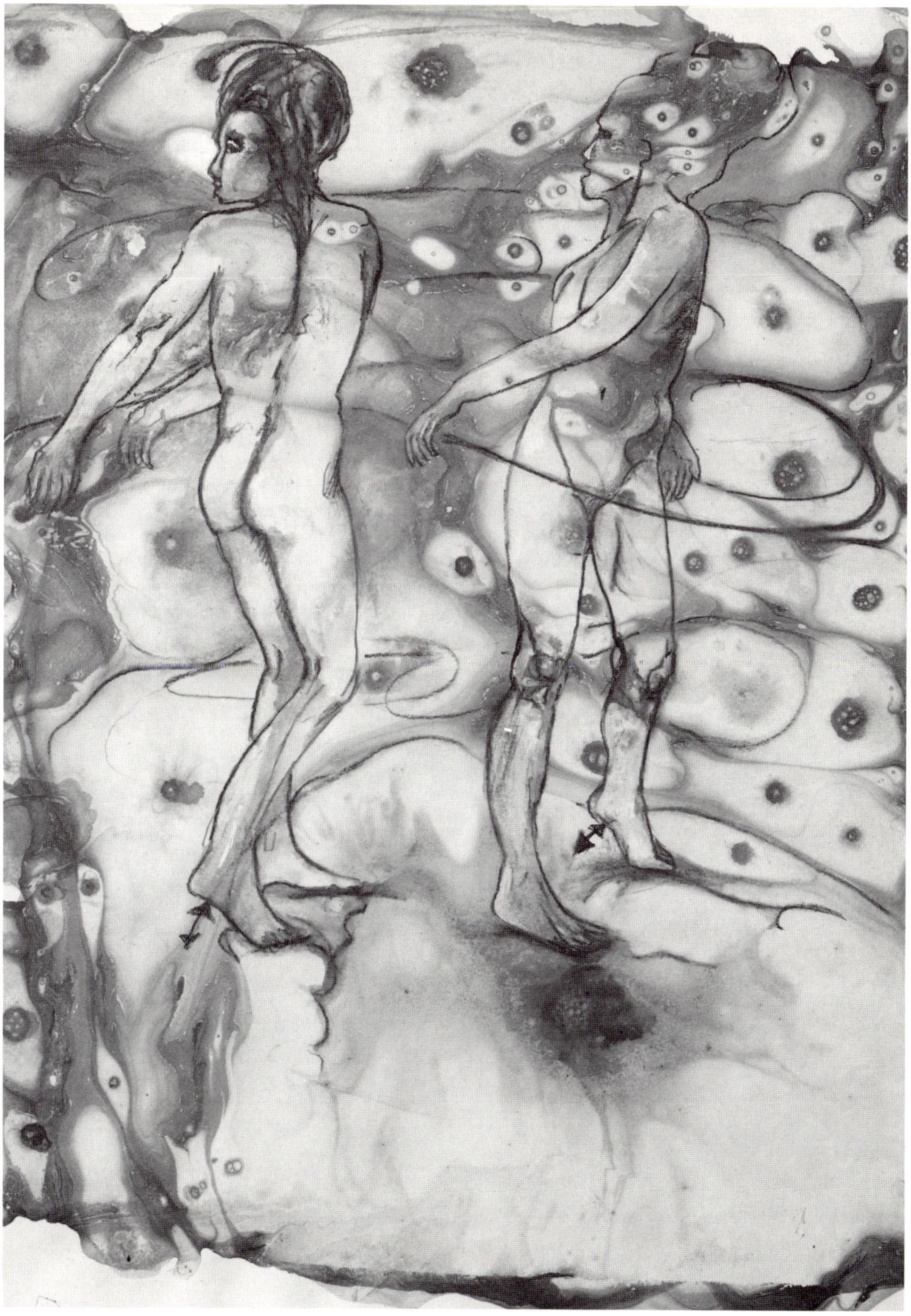

ten wie zur linken Seite hin ausführst, bis Du ganz allmählich am Ende jedes Schwungs hinter Dich schauen kannst. Der Drehung des Körpers folgend – vergleichbar der schwungvollen Bewegung eines Golfspielers beim Abschlag – hebt sich die rechte Ferse vom Boden beim Linksschwung und die linke Ferse beim Rechtsschwung.
Das Hin- und Herschwingen sollte nicht schnell, sondern eher langsam und verhalten sein. Die Arme lassen sich von der Drehbewegung mitziehen, segeln gleichsam durch die Luft; sie tun selber nichts, sondern werden durch die entstehende Zentrifugalkraft in der Luft gehalten. Wenn es Dir angenehm ist, kannst Du die Hände am Ende jeder Schwingung leicht gegen den Körper schlagen lassen. Gib Dich ganz dem Rhythmus des Schwingens und der sachten kreisförmigen Bewegung hin und laß Dich von ihr tragen. Wenn Du zwischendurch die Augen schließt, achte einmal darauf, wie dies Dein Balancegefühl beeinflußt und ob es Dich schwindelig macht. Die Sinneseindrücke, die wir über die visuelle Wahrnehmung erhalten, sind für die meisten Menschen auch deshalb so wichtig, weil sie helfen, die Balance aufrechtzuerhalten. Im Gleichgewicht zu sein und über Standfestigkeit zu verfügen, ist eine Grundvoraussetzung für klares Sehen. Versuche einmal spielerisch herauszufinden, was geschieht, wenn Du das Körpergewicht von dem einen auf das andere Bein verlagerst, um besser im Gleichgewicht zu sein. Verspürst Du vielleicht ein wenig Angst davor, hinzufallen?
Nach einer gewissen Zeit des Hin- und Herschwingens, läßt Du die Augen in aller Ruhe mit mehrmaligem sanften Lidschlag aufgehen und schwingst weiter. Atme tief ein und aus, richte Deine Augen auf nichts Bestimmtes. Ohne irgendwelche Gegenstände zu fixieren, läßt Du die Umwelt in entgegenlaufender Richtung vorbeihuschen. Das Lange Schwingen befreit die Augenmuskeln von chronischen Verspannungen und verführt die Augen dazu, sich zu lockern und zu lösen. Sie beginnen heftig zu vibrieren und werden so aus ihrer Starre gelöst, was wiederum Voraussetzung für klares Sehen ist.
Unser Schwingen sollte so lange anhalten, bis wir eine innerliche Sättigung verspüren. Schließe die Augen wieder, die Kniegelenke sind federnd locker. Bringe Deine Handflächen vorsichtig zu den Augen und lasse den Kopf ein wenig nach vorn in die schalenförmig ausgebreiteten Handteller sinken. Bleibe eine Weile so stehen, laß die Übung nachklin-

gen und spüre, wie das rhythmische Schwingen Deine Atmung beeinflußt hat, beachte dabei konzentriert Deine Augen.
Eine Variante des Langen Schwingens ist das „Sonnenbaden". Du stehst dabei wieder mit leicht gespreizten Beinen, das Gesicht der Sonne zugewandt. Die Augen bleiben geschlossen, während Du mit dem Langen Schwingen beginnst.
Du kannst fühlen, wie das Licht der Sonne auf die geschlossenen Lider scheint, wie es ganz langsam die Augehöhlen erfüllt, dann zu den optischen Nerven gelangt, welche die Augen mit dem Gehirn verbinden, und letztlich in das Sehzentrum des Gehirns. Laß das Licht über das Gehirn zu Dir kommen, nimm die Wärme und Kraft des Sonnenlichts dankbar an. Auf die anregende und wohltuende Wirkung des Sonnenbadens für das Gehirn kann nicht deutlich genug hinwiesen werden. Wann immer es einen Sonnentag gibt, geh nach draußen und übe das Lange Schwingen in der Sonne – wenn möglich zweimal täglich.

Atembewußtsein

Aus folgenden Gründen ist der Atmung in Bezug auf gutes Sehvermögen große Beachtung zu schenken:
Zunächst einmal wird durch flache, unregelmäßige Atmung die pro Atemzug aufgenommene Sauerstoffmenge direkt reduziert. Die meisten Menschen nutzen weniger als die Hälfte des Atempotentials, das ihnen von Natur aus in unbeengtem Zustand zur Verfügung steht. Dies wiederrum wirkt unmittelbar negativ auf grundlegende physiologische und geistige Funktionsabläufe ein, da verminderte Sauerstoffaufnahme offensichtlich physische Veränderungen hervorruft.
Auch in bezug auf Anspannung und Entspannung ist die Atmung der Schlüsselfaktor:
Flache, unregelmäßige, beengte Atmung ist der Hauptindikator für einen chronischen Streßzustand; eine Umkehrung dieses Atemverhaltens in tiefe, regelmäßige, natürliche Atmung dagegen bewirkt einen Zustand der Entspannung.
Unter anderem hängt das Atemverhalten auch davon ab, wie wach und aufmerksam jemand gegenüber der Umwelt ist. Menschen mit flacher Atmung tendieren wegen der dadurch bedingten Einschränkung von Sauerstoffaufnahme zu verminderter Wachheit gegenüber der Umwelt und zu einer bestimmten Art Schläfrigkeit, die von einer kraftverzehrenden inneren Spannung begleitet wird.
Wie zuvor schon ausgeführt, bedingen also Atemverhalten und Emotion einander. So ist die Hauptursache für eingeschränkte und unregelmäßige Atmung wiederrum emotionalen Ursprungs. Angstgefühle und chronische Beklemmung sowie auch Wutgefühle, die zurückgehalten statt ausgedrückt werden, haben eine unmittelbar negative Wirkung auf den Atemvorgang.
Der Atmung ist in den meisten großen Religionen dieser Welt, wie inzwischen auch in den meisten Therapieschulen, hauptsächlich in den aus der Reichschen Tradition kommenden, außerordentlich große Beachtung geschenkt worden.
Ein Patient kann heute mit Hilfe umfassender und teurer Therapiearbeit emotionale Traumata seiner Vergangenheit ausarbeiten, indem er die in ihm zurückgehaltenen und angestauten Gefühle herausläßt, und sich

so von ihnen löst. Manchmal gelingt es auf diese Weise, einen chronisch blockierten Atemmechanismus zum Positiven zu verändern. Eine solche Therapie steht jedoch für die meisten Menschen finanziell außer Frage und entspricht auch nicht jedermanns Neigung.
Die Frage ist also: gibt es einen direkteren Weg, unbewußte Atemgewohnheiten positiv zu beeinflussen und sich des eigenen Atemverhaltens stärker und regelmäßig bewußt zu werden?
Da der Heilungsprozeß, wie er hier dargestellt ist, auf bewußter Aufmerksamkeit gegenüber der Atmung und Änderung von Atemmustern basiert, war es erforderlich, eine Methode zu entwickeln, mit deren Hilfe dies erreicht wird.
Die Lösung kam nicht aus der Entwicklung im Bereich der Psychologie, sondern aus dem traditionellen Ansatz der Verhaltensmodifikation. Es geht also ganz einfach um eine Dekonditionierung von Verhaltensmustern. Wie aber ändert man in der Praxis ein unbewußtes Atmungsverhaltensmuster?
Die Antwort hierauf lag im Bereich der Musik. Um im Alltag eine längere Zeitspanne hindurch die Bewußtheit gegenüber der Atmung aufrecht zu erhalten, braucht man offenbar etwas, das einen daran erinnert und einem hilft, sich der chronischen Blockierung des eigenen Atems überhaupt erst bewußt zu werden.
Nach umfangreicher Forschung und experimenteller Arbeit wurde eine besondere instrumentale Melodienfolge entwickelt, nach deren Muster man mitatmet. Man fand überdies heraus, daß bestimmte Instrumente wegen der ihnen eigenen speziellen Vibration ein besonders gesundes Atemverhalten hervorrufen.
Das Resultat all dieser Forschungen war die „Musik zum Mitatmen", eine musikalische Atemtherapie auf Tonbandkasseten, die extrem leise, wie als Hintergrundmusik, gespielt werden beim Arbeiten, Autofahren, Entspannen, Meditieren, Kochen, Saubermachen sowie jeder anderen Tätigkeit des täglichen Lebens.
Da eine ständige bewußte Aufmerksamkeit den Augen gegenüber eine ebenso stänige Wachheit gegenüber der Atmung erfordert, kann diese musikalische Atemtherapie ausschlaggebend für den Erfolg des gesamten Sehtrainings sein.

Diese neue Therapieform macht es möglich, sich des eigenen Atemverhaltens, das unbewußt die Menge der Sauerstoffaufnahme und die emotionale Verfassung bestimmt, regelmäßig in Ein- oder Zweiminutenabständen bewußt zu werden.
Als Therapeut verbringe ich letztlich die Hälfte der Zeit mit einem Klienten damit, ihm wieder und wieder zu sagen: „Achte auf deine Atmung!", „Vergiß nicht zu atmen!", „Wie ist deine Atmung im Moment?". Die eine Stunde über in meiner Praxis bleibt sich derjenige seiner Atmung bewußt. Die ganze Woche über jedoch, bis zur nächsten Sitzung, gibt es niemanden, der ihn Tag für Tag und Minute für Minute daran erinnert, bewußt zu atmen.
Und es kann kein Fortschritt eintreten, weil ohne bewußte Aufmerksamkeit gegenüber dem Grundatmungsverhalten keine emotionale Heilung stattfinden kann. Der Geist bleibt im Bereich des Intelektuellen, denkend, nachdenkend, in gedanklichen Konzepten. Und Konzepte wiederrum entstehen aus Erfahrungen der Vergangenhaeit heraus oder bezeichnen eine Erwartungshaltung für die Zukunft, die auf Erfahrungen der Vergangenheit basiert.
Die bewußte Atmung ist die Verbindung von Geist und Körper. Wenn Du Dir Deiner Atmung bewußt bist, während Dein Geist gedanklich beschäftigt ist, befindest Du Dich in einem höheren Bewußtseinszustand; denn Du stehst in diesem Fall bewußt mit dem Energiepotential Deines Körpers in Verbindung. Die meisten Menschen jedoch bleiben sich ihrer Atmung unbewußt und daher gefangen im Bereich ihrer gedanklichen Konzepte von Erfahrungen und Erwartungshaltungen.
Und als Ergebnis finden wir Verspannungen, emotionale Beengung, Angstgefühle und eine Fülle von medizinischen Leiden, die aus flacher Atmung und chronischer Verspannung resultieren.
Als Therapeut war mir keine Möglichkeit gegeben, den Klienten auch außerhalb der Praxis zu helfen. Aus diesem Grund fand ich es notwendig, so etwas wie die „Musik zum Mitatmen" zu entwickeln.
Die Cassette basiert auf folgendem Prinzip:
Indem Du in bestimmten Zeitabständen auf Deine Atmung aufmerksam gemacht wirst, beginnst Du, unbewußte Verhaltensweisen, wie Anhalten des Atems in bestimmten Situationen oder flache Atmung, zu lokkern und aufzubrechen. Und somit kannst Du die alten, unbewußten

Verhaltensmuster der Atmung durch natürliches, gesundes, durch diese „Musik" vorgegebenes Atemverhalten ersetzen.
Die Toncassette spielt drei Einatmungs/Ausatmungszyklen, denen eine zeitlich genau berechnete Pause folgt. Das Einatmen wird durch Instrumente unterstützt, die eine bestimmt Tonfolge aufwärts spielen, die Ausatmung entsprechend wird verstärkt und gelenkt durch eine bestimmte Abwärtsfolge von Tönen.
Nachdem man diese Tonfolgen ein paar Mal gehört hat, greift das eigene Bewußtsein, ohne daß man sich darauf konzentriert, regulierend in die Atmung ein, wann immer man die Tonfolgen leise im Hintergrund abspielt.

Das Wiegen des Beckens

Die Grundhaltung bei dieser Übung ist die Rückenlage, die Arme liegen seitlich am Körper, die Knie sind angewinkelt, so daß die Füße flach auf dem Boden liegen und Kontakt mit der Unterlage aufnehmen können. Als feste Unterlage eignen sich ein Teppich oder der Boden. Diese Übung will uns helfen, zu einer tieferen Wahrnehmung der vollen Beckenraumatmung zu gelangen und des Zusammenspiels von Beckenbewegungen und Atemwellen. Ein frei schwingendes Becken ist eine weitere Grundvoraussetzung zur Wiederherstellung der Sehkraft. Werden die Atmungswellen auf ihrem Weg durch den Körper nicht von chronischen Muskelverspannungen behindert, so bewegt sich das Becken bei jedem Atemzug spontan mit, beim Ausatmen hebt es sich etwas, und beim Einatmen sinkt es wieder zurück. Die folgende Übung läßt uns die Auswirkungen dieser Bewegung auf die Atmung selbst erfahren.
Atme jetzt ein und wölbe dabei den Rücken so auf, daß sich zunächst der untere Rücken vom Boden abzuheben beginnt, während sich gleichzeitig das Becken in einer wiegenden Bewegung zurück- und nach unten dreht. Du atmest durch die Nase ein und füllst zuerst den unteren Bereich der Brust mit Luft und dann, sobald sich der obere Teil des Brustkorbes wölbt, auch diesen Bereich.
Atme jetzt durch den Mund aus und laß ein sachtes und zugleich langgezogenes Haaaah-Stimmgeräusch heraus, bis Du völlig ausgeatmet hast. Zieh alle Muskeln Deines Körpers während dieser Atmungsphase zusam-

men. Beim Ausatmen läßt Du das Becken aus seiner bisherigen Position kräftig nach vorne schwingen, indem Du mit den Füßen gegen den Boden und gleichzeitig den unteren Rücken gegen die Unterlage drückst. Zieh beim Ausatmen besonders die Bauchmuskeln des Unterbauchbereichs soweit zusammen, daß alle Luft aus den Lungen herausströmen kann. Was ganz besonders wichtig ist: Wenn Du voll ausgeatmet hast, halte einen Moment inne und warte so lange, bis Du ein starkes Bedürfnis, geradezu einen Hunger nach neu einströmender Luft verspürst. Atme nicht ein, bevor Du diesen Drang verspürst. Wo das wirklich geschieht, erfolgt das tiefe Einatmen von selbst, welches Du als erfrischende und entspannende Erneuerung erfahren wirst.
Übe die Beckenraumatmung und das Wiegen des Beckens in der beschriebenen Weise für einige Minuten. Du wirst es als sehr wohltuend empfinden. Natürlich ist diese wellenförmige Bewegung des Beckens zugleich auch eine sexuelle Bewegung. Es ist an dieser Stelle wichtig, sich noch einmal vor Augen zu führen, wie eng die natürliche Atmung mit der sexuellen Energie verbunden ist. Anstatt aber die sexuelle Dimension besonders hervorzuheben, sollten wir sexuelle Lust und Gesundheit stets als integralen Anteil des natürlichen Atmens betrachten. Wenn Du mit dem Becken atmest, fließt Dir aus der vitalen Mitte Deines Körpers Kraft zu, das gleiche geschieht, wenn Du jemanden liebst. Auch zum Heilen wird diese Energie benötigt. Es ist immer die gleiche lebensspendende Energie. Sie läßt sich nicht in sexuelle oder spirituelle Energie teilen. Indem wir regelmäßig mit dieser Kraftquelle in Berührung kommen, gewinnen wir Anschluß an das Mehr an Energie, welches wir für den Heilungsprozeß benötigen.
Lege Dich also mehrmals am Tage, soweit es möglich ist, in dieser Grundhaltung auf eine feste Unterlage, um mehr und mehr mit der Beckenatmung in Kontakt zu kommen. Laß es Dir dabei gutgehen, zwinge Dich zu nichts. Solange der Zustrom dieser Kraft aus Deiner Mitte blockiert ist, kann eine Heilung nicht gelingen. Öffne Dich also behutsam dieser Kraftquelle und Du wirst die lebensspendende Energie aus dem Beckenraum spüren können. Diese Übung läßt uns mehr in Kontakt kommen mit diesem Bereich unserer Vitalität.

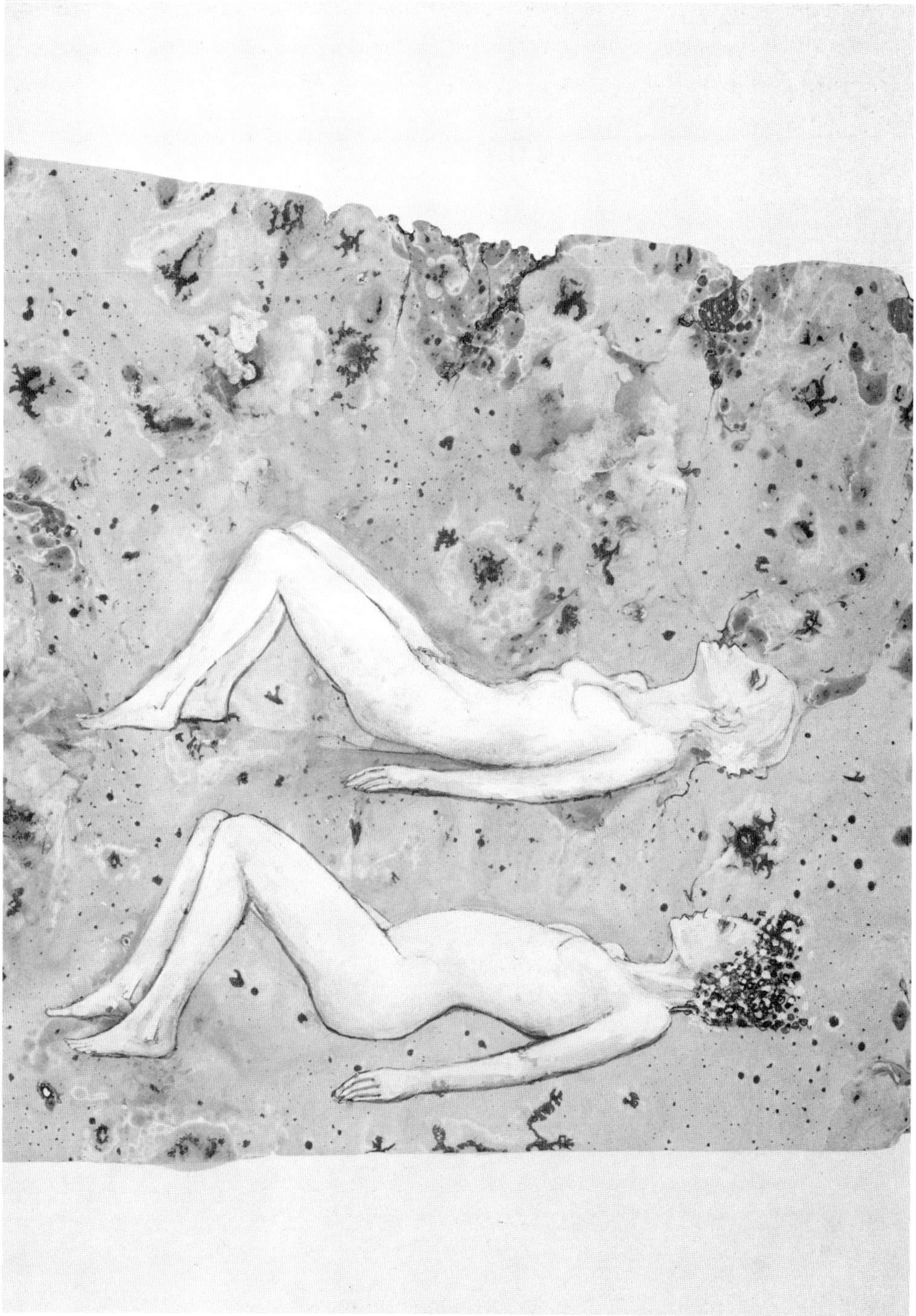

Atmen und Stimmlaute

Eine weitere Kraftquelle ist unsere eigene Stimme. Die durch die Stimme hörbar gemachte Atemkraft enthält ein großes Heilungspotential für unsere emotionale Gesundung und für die Entwicklung unserer persönlichen Kraft.
Beginne deshalb während der Übung „Das Wiegen des Beckens" Deinem Ausatmen Stimmlaute hinzuzufügen. Das Stimmgeräusch sollte sanft
Ausatmen Stimmlaute hinzuzufügen. Das Stimmgeräusch sollte sanft
und nicht unbedingt laut sein und ähnelt dem Stöhnen beim Liebesspiel. Du beginnst also das Ausatmen mit einem hohen Ton, und von diesem Ton ausgehend läßt Du die Tonfolge mit einem langgezogenen Seufzer der Erleichterung tiefer und tiefer nach unten sinken.

Es ist ein lustvolles, tönendes Ausatmen, ein Ausseufzen, mit dem sich sämtliche Körperteile entspannen, alles gibt nach, und während die Luft aus den Lungen entweicht, wird der ganze Körper gereinigt und die Verspannungen fließen ab. Achte einmal bewußt darauf, wie dieses Gefühl zunimmt, wenn Du den Kiefer locker läßt und dann einen Seufzer von Dir gibst. Den Mund immer wieder zu lockern und zu seufzen wenn nötig, macht uns lebendiger, und es baut Ängste ab.

Das Kunststück dabei ist nur, sich immer wieder an die wohltuende Wirkung des Seufzens zu erinnern, gerade dann, wenn wir verspannt sind oder uns schwach fühlen.

Freude und persönliche Kraft sind die eigentlichen Schlüssel zu jedem Heilungsprozeß. Einfach darum, weil sich selbst persönliche Kraft und Freude am Leben zuzugestehen, nichts anderes bedeutet, als sich selbst gern zu haben und zu lieben, sich mit Aufmerksamkeit dem zuzuwenden, was in einem geschieht. Nur mit einer solchen Einstellung kann ein Selbstheilungsprozeß in Gang kommen und Heilung geschehen.

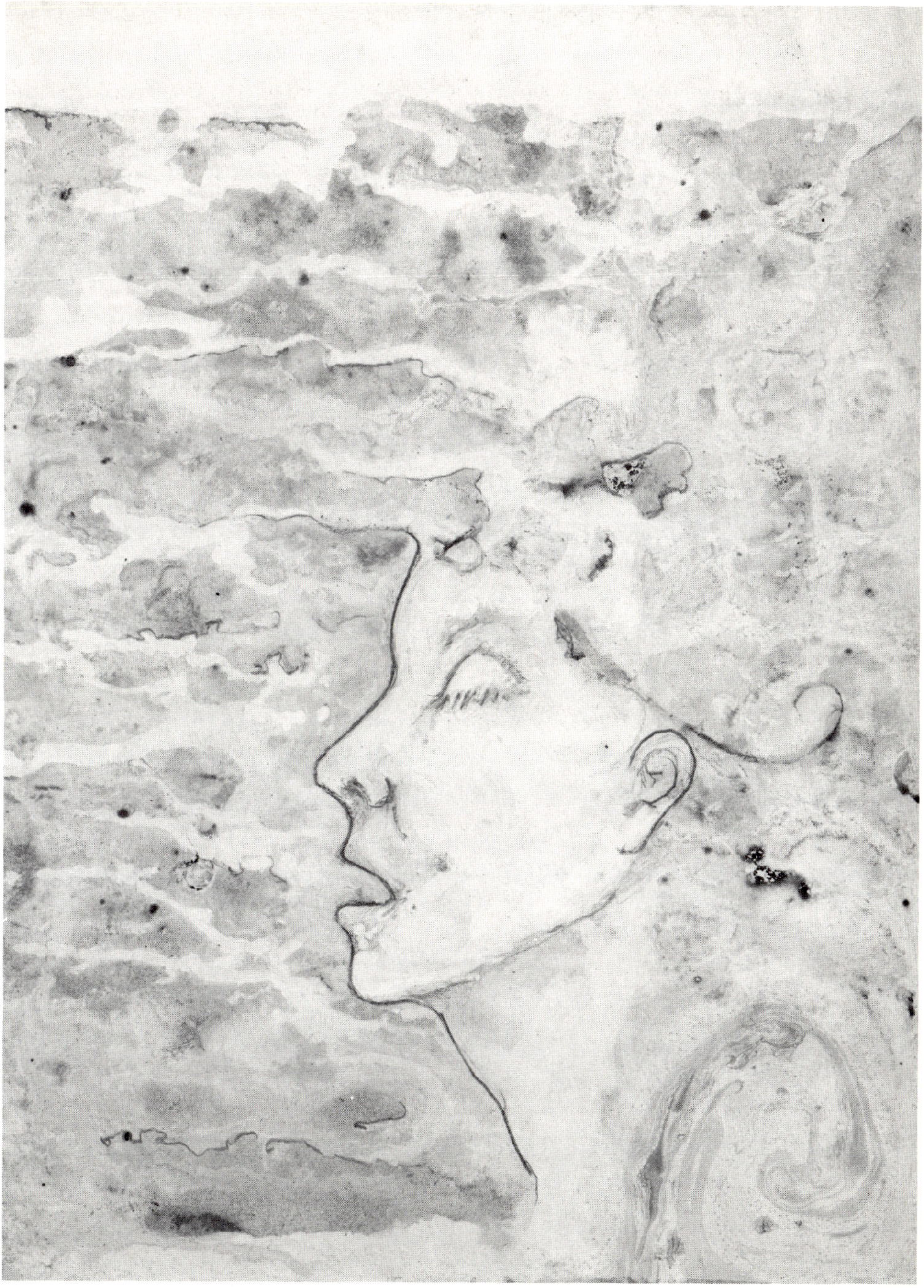

Eigene Stärke mit der Stimme ausdrücken

Es gibt ein bestimmtes Stimmgeräusch, das im weiteren Verlauf in den verschiedenen Übungen Verwendung findet und das wir uns auf jeweils unterschiedlichen Ebenen in seiner ganzen Tiefe erarbeiten wollen. In früheren Kapiteln wurde bereits dargelegt, daß zwischen der Entstehung von Fehlsichtigkeit und dem Blockieren von Furcht ein Zusammenhang besteht. Um wieder klar sehen zu können, solltest Du gleichsam wie ein Krieger handeln, der sich seinen eigenen Befürchtungen und Bedenken gegenübersieht: schau sie Dir an, stell Dich ihnen und lerne sie zu überwinden. Große Bedeutung kommt dabei, und das mag vielleicht zunächst etwas überraschen, dem stimmlichen Ausdruck zu. Ein Krieger muß die Fähigkeit besitzen, angesichts einer drohenden Gefahr, seine eigene Stärke auch stimmlich zum Ausdruck zu bringen.

Daß für das Verhalten von Tieren ähnliches gilt, konnte ich beobachten, als ich als noch kleiner Junge in der Nähe unserer Viehranch in Westkalifornien mutig für mich ganz alleine in nahegelegene Höhlen kletterte. In einer dieser Höhlen hörte ich dann von ziemlich weit her im Innern genau das Stimmgeräusch, das wir in dieser Übung lernen wollen.

Dieses Geräusch war sehr leise, es klang fast wie das Rauschen eines Wasserfalls in der Ferne oder wie austretendes Gas, bevor wir es auf dem Gasherd anzünden. Es klang ruhig und zugleich sehr kontrolliert, war aber so wirkungsvoll und eindringlich, daß ich auf der Stelle zusammenzuckte.

Das Geräusch kam, wie sich bald herausstellte, von einem dortlebenden Berglöwen, ich hatte ihn wohl durch mein unbedachtes Eindringen in die Höhle aufgeschreckt. Der vorübergehende Schreckzustand löste sich bei ihm jedoch nicht etwa durch einen heftigen Ausbruch wieder auf, sondern schlug sich, gewissermaßen auf einer Vorstufe dazu, in einem stimmlichen Ausdruck nieder, der mir die Stärke dieses Tieres mit aller wünschenswerten Eindringlichkeit sofort signalisierte und mich mit dieser Vorwarnung wissen ließ, nicht weiter vorzudringen, andernfalls werde er sofort angreifen. Mehr noch, dieser eigentümlich leise, zugleich kontrollierte und eindringlich zischende Ton signalisierte tödliche Gefahr.

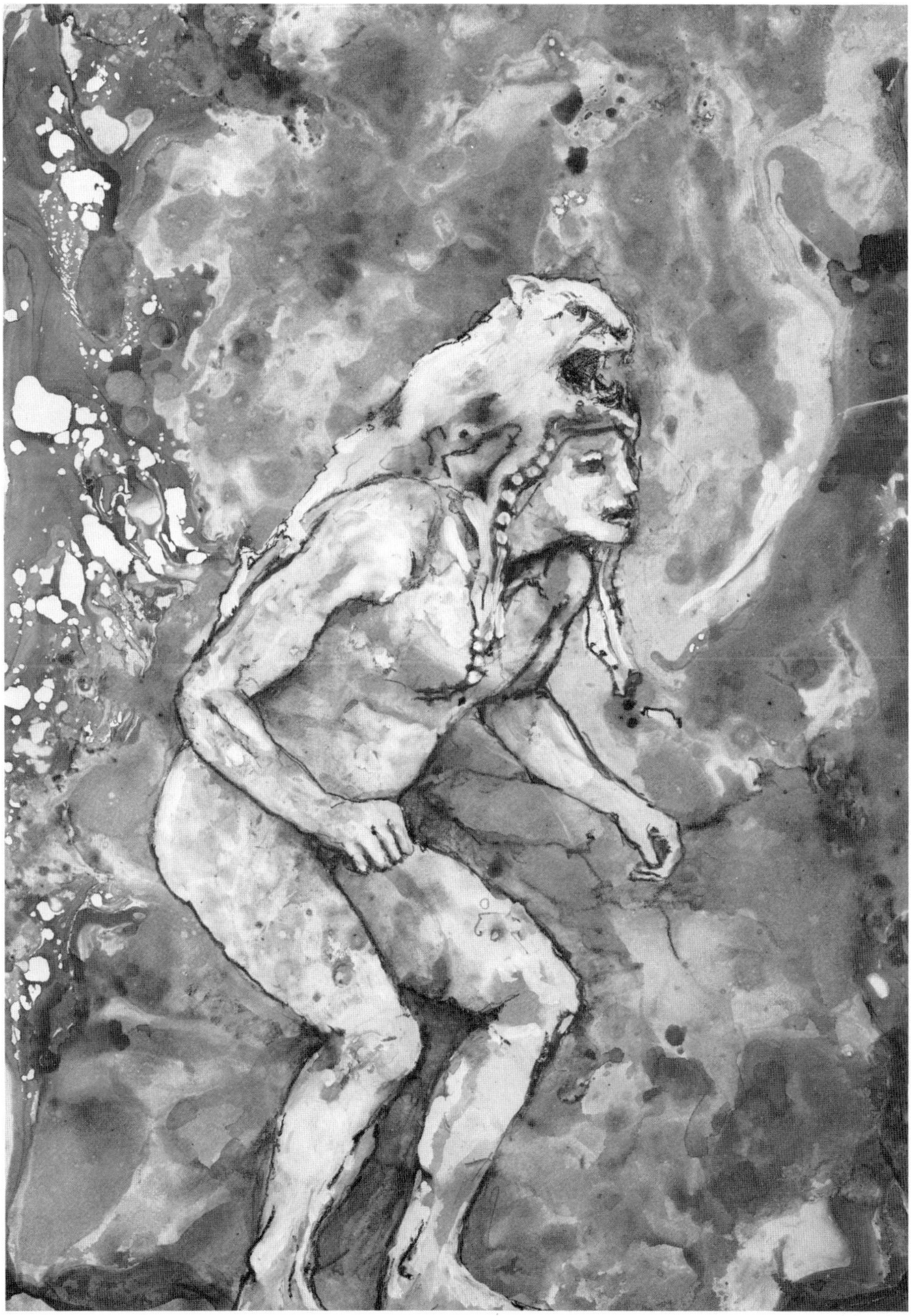

Lernen wir also aus dieser Erfahrung. Erlernen wir dieses, unser Selbstbehauptungsvermögen signalisierende Stimmgeräusch und wandeln wir die Furchtreaktion um, indem wir die eigene Stärke mit unserer Stimme zum Ausdruck bringen. Dieses spezielle Geräusch wird im folgenden immer wieder Bestandteil einer Reihe wichtiger Übungen sein.
Atme jetzt tief durch die Nase ein, laß den Unterkiefer weit heruntersinken und schiebe die Kinnlade leicht heraus, so daß Du spüren kannst, wie die Kinnpartie in einer Trotzhaltung und Entschlossenheit ausdrükkenden Stellung verbleibt und beginne dann, langsam alle Luft aus den Lungen herauszupressen. Die Kinnpartie ist dabei so vorgeschoben, daß sie im nächsten Moment auch ein lautes Knurren oder Beißen mitvollziehen könnte.
Stell Dir vor, Du seist eine Katze, die mit diesem Stimmgeräusch ihre Stärke signalisiert und einen möglichen Angreifer eindringlich vor einem weiteren Vorrücken warnt. Aber knurre dabei sehr sachte und leise. Du preßt dabei die Bauchmuskeln fest zusammen und schiebst das Becken sehr kräftig nach vorn. Um den Druck, mit dem die Luft auf die Stimmbänder geleitet wird, noch zu erhöhen, machst Du die Stimmbänder ganz eng, so daß die Luft in den Lungen unter Druck steht und nur langsam an den Stimmbändern vorbei durch die Kehle hinausdringen kann. Diesen Druck in den Lungen zu spüren, gibt uns zugleich ein starkes Gefühl für unsere eigene Stärke.
Das Geräusch sollte hhaaaaaahhhh! klingen, Du solltest dabei deutlich spüren, wie sich die Bauchmuskeln zusammenziehen. Stelle Dich jetzt wieder hin, die Füße fest am Boden, atme mit der Beckenatmung aus und laß dieses Stimmgeräusch heraus, balle Deine Fäuste und spüre bewußt Deine Stärke in dieser Haltung.
Mit dem Einatmen entspannst Du Dich, der Körper dehnt sich aus, Du wirst offen, bist sanft und aufnehmend. Werde empfindsam für diesen stetigen Rhythmus von Aus- und Einatmen, von Weit- und Schmalwerden, von Ausdehnen und Sich-Zusammenziehen. Wir spüren beim Atmen den unaufhörlichen Wechsel von Spannung und Lösen, von stark und weich, von Sanftsein und Selbstbehauptung.

Kapitel 3

Das Zentrieren: Kraft in der Leibesmitte sammeln

Die Zentrierübung steht am Anfang einer Reihe subtiler Heilbemühungen. Ich möchte, daß Du Dich völlig frei fühlst. Zwinge Dich zu nichts und führe die Übung nicht durch, wenn sie Dir nicht zusagt. Versuche jedoch zunächst, weder akzeptierend noch zurückweisend an neue Übungen heranzugehen, um herauszufinden, wie sie auf Dich wirken und was Du dabei empfindest. Du solltest deshalb mit den einzelnen Teilen der Zentrierübung zunächst ein wenig experimentieren und Erfahrungen sammeln, um Bereiche Deines Körpers kennenzulernen, für die Du bislang wahrscheinlich noch nicht genügend Empfindungsfähigkeit und Empfindungsbewußtsein entwickeln konntest. Am Anfang der Übung wollen wir beispielsweise herausfinden, ob heilende Kräfte in unseren Händen verborgen sind. Mit dem Heilen durch Handauflegen ist sicher nicht nur in der christlichen Tradition sehr viel Mißbrauch getrieben worden. Aber es gibt neuere Theorien und Messungen, die nahelegen, daß beim Handauflegen tatsächlich eine Energieübertragung stattfindet. Wir können diese Untersuchungen natürlich übergehen und auf unserer Skepsis beharren, aber damit würde sich für uns nichts ändern. Ich möchte Dich deshalb noch einmal betont ermutigen, an die folgende Übung spielerisch und experimentierend heranzugehen, um herauszufinden, ob Du doch Kräfte der Heilung in Dir aufspüren kannst.
Am Anfang kann es geschehen, daß Du bei dieser Übung kaum etwas spürst. Laß Dich nicht entmutigen, es braucht eine Weile, bis Du Dir gewahr werden kannst, was das Zentrieren verwandelnd in Dir bewirkt. Das Zentrieren ist eine meiner Lieblingsübungen, die ich stets in meinen Tagesablauf einplane. Es bringt mich immer wieder in eine Art energievoller Spannung und läßt mich spüren, an welch großer Kraftquelle wir doch alle teilhaben, wenn wir uns in der Leibesmitte zentrieren. Beginnen wir also mit der Zentrierübung und nehmen wir spürend wahr, was geschieht.
Wir gehen wieder in die gleiche Ausgangsposition wie beim Langen Schwingen. Die Kniegelenke sind elastisch und leicht gebeugt, also nicht krampfhaft nach hinten durchgedrückt. Wir haben in einer der vorherigen Übungen schon die Handflächen auf die Augen gelegt, so daß wir bereits ein besseres Gespür für unsere Hände entwickeln konnten. Wie

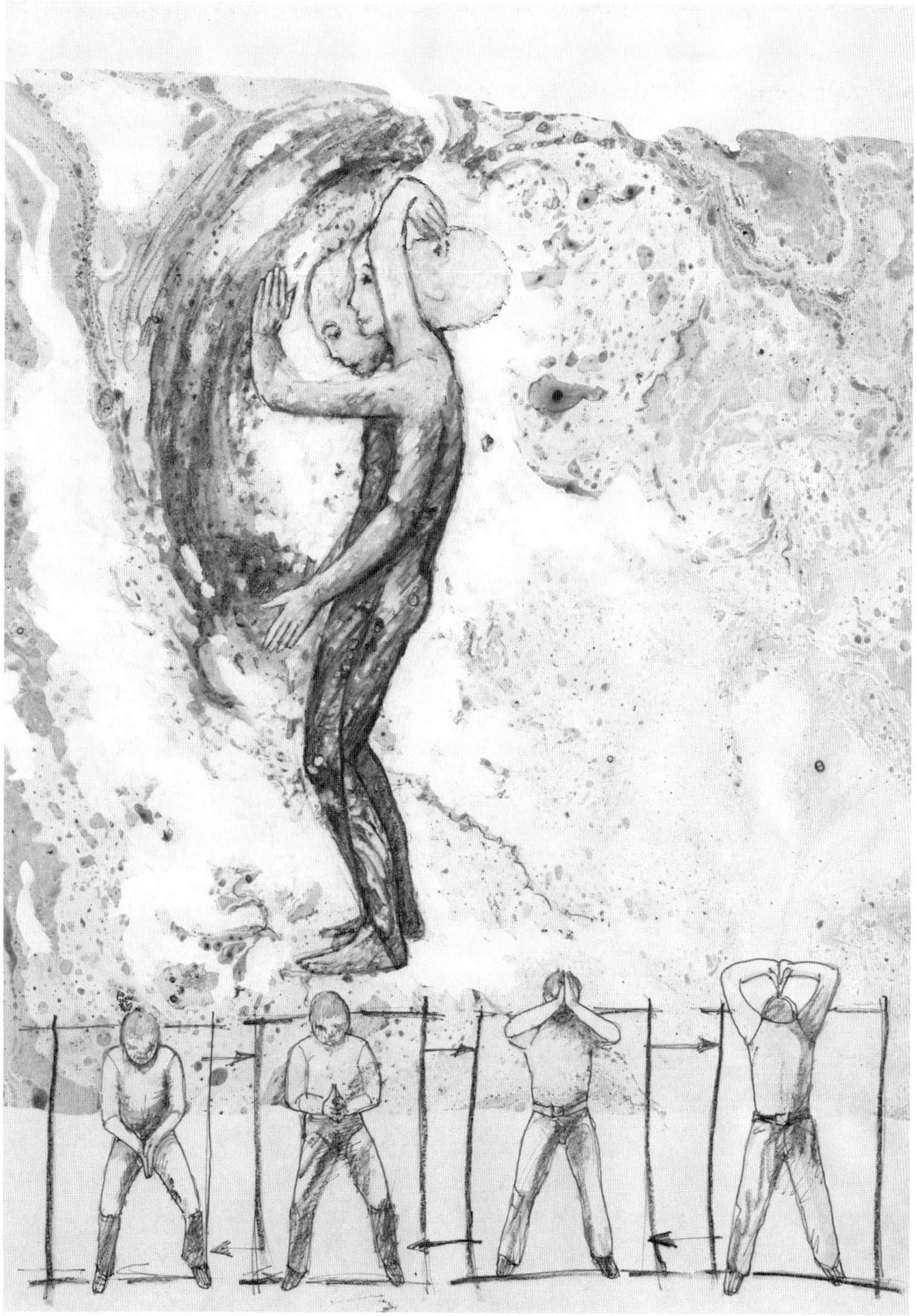

empfindest Du Deine Hände jetzt? Spürst Du eine Beziehung zu ihnen? Es konnte nachgewiesen werden, daß unser Körper Energie ausstrahlt und von einem Energiefeld umgeben ist. Mit der Hochfrequenzfotografie läßt sich zeigen, daß auch unsere Handflächen Energie ausstrahlen. Schau die Innenflächen Deiner Hände einen Augenblick an. Lenke Deine Aufmerksamkeit zunächst auf das Zentrum der einen, dann der anderen Hand und spüre dabei den Wechsel Deiner Atmung. Sind Deine Kiefergelenke jetzt verspannt oder locker? Sollten Sie verspannt sein, so gähne ein wenig.

Wir reiben jetzt die Innenflächen unserer Hände fest gegeneinander, bis sie sich deutlich warm anfühlen. Nimm dann die Hände in Höhe des Sonnegeflechts (im unteren Brustbereich) so zusammen, daß die Ellenbogen wie in einer Gebetshaltung nach außen weisen und Handfläche gegen Handfläche, Finger gegen Finger und Daumen gegen Daumen liegen. Die Finger sind also nicht verschränkt und weisen vom Sonnengeflecht aus nach vorn. Wie fühlst Du Dich in dieser Haltung?

Es ist eine verbreitete Gebetshaltung in den verschiedensten Religionsgemeinschaften. Sie läßt die Hände miteinander Kontakt aufnehmen, bis beide zu einer Einheit werden und einen geschlossenen Kreis bilden.

Für die eigentliche Zentrierübung benötigen wir, sobald wir mit ihr vertraut sind, nur einige wenige Minuten. Du bewegst die gleichsam zu einer Einheit verschmolzenen, gegeneinandergelegten Hände vom Sonnengeflecht aus auf und ab, so als ob Du die Luft vor Dir in der Mitte von oben nach unten aufteilen würdest. Versuche das einige Male. Wir integrieren dieses Auf- und Abgleiten der Hände jetzt in eine Drehbewegung der Hände zur Stirn.

Während Du einatmest, hebst Du Deine Hände und Ellenbogen in einer halbkreisförmigen Bewegung so nach oben, daß die Fingerspitzen, die ursprünglich vom Sonnengeflecht wegwiesen, jetzt die Stirn berühren. Die Ellenbogen weisen die ganze Zeit über nach außen, was zu einer Dehnung der Hände und Arme beiträgt. Während die Fingerspitzen die Stirn berühren, schaust Du auf die Daumen direkt vor Deinen Augen. Du atmest in dieser Stellung voll ein.

Während Du auszuatmen beginnst, senken sich Deine Ellenbogen langsam nach unten, die Finger drehen sich dabei zunächst von der Stirn

weg und beschreiben einen Halbkreis, so daß sie in der Ausgangslage wieder vom Körper wegweisen. Stell Dir dann wieder vor, daß Du mit der Kraft Deiner Hände die Luft in zwei Hälften teilst. Der Rücken, der sich mit der Einatmungsphase zurückgewölbt hatte, beginnt sich mit dem Ausatmen zu entspannen. Er bleibt aber locker aufgerichtet, bildet also keinen Buckel, was nur den Brustraum unnötig beengen würde.
Deine Knie beginnen sich zu beugen, sobald Du die Hände wieder von der Stirn weg nach unten bewegst. Du schaust nach unten, Deine Unterarme ruhen jeweils auf beiden Seiten des Bauches, die Hände liegen oberhalb des Schambeins und der Genitalien auf dem Unterbauch, die Finger weisen nach unten. Du atmest in dieser Position völlig aus, indem Du die Bauchmuskeln fest zusammenziehst. Damit bist Du einmal durch den Übungszyklus hindurchgegangen.
Atme nun langsam wieder ein. Für den ersten Teil des Zyklus ist das Einatmen durch die Nase am besten, denn wir wollen uns in der Leibesmitte zentrieren und dort Kraft sammeln, diese aber nicht in einem Entladungsprozeß sofort wieder freigeben. Wir werden in den weiteren Übungen noch genauer auf die verschiedenen Möglichkeiten des Atmens durch Mund und Nase eingehen.
Indem Du also tief durch die Nase einatmest, bringst Du Deine Hände und Arme in beschriebener Weise wieder zur Stirn, die Augen folgen den Händen. Wenn Du dann mit den Fingerspitzen die Stirn berührst – die Knie sind gerade, der Rücken durchgewölbt, die Brust geweitet und die Ellenbogen hoch erhoben nach oben weisend – kannst Du spüren, wie Du vom Scheitel bis zu den Fersen mit dem Körper einen Bogen bildest. In dieser Bogenhaltung ist der ganze Körper gespannt, aktionsbereit und mit Energie aufgeladen.
Beginne jetzt wieder auszuatmen und bringe Deine Hände, während Du Deine Bauchmuskeln mehr und mehr zusammenziehst, in einer anmutigen halbkreisförmigen Bewegung hinunter zu Deinem Körpermittelpunkt im Unterbauch.
Du kannst spüren, wie der Mittelpunkt des Dreiecks – gebildet aus den Ellenbogenwinkeln und dem Winkel der zusammenliegenden Handwurzeln – mit Deinem Zentrum zu verschmelzen scheint, und Du fühlst, wie die Kraft im Beckenraum durch diese Gebärde aktiviert wird. Auf das Spüren dieser Kraft im Beckenraum kommt es an. Wenn Du das Ausatmen mit dem Zusammenziehen der Bauchmuskeln verbindest,

Deine Kniegelenke und Beinmuskeln sich jeweils flexibel mitbewegen, während Du den letzten Rest Luft aus den Lungen preßt, wirst Du den mächtigen Energiefluß durch Deinen Körper spüren. Der Blick ruht schließlich auf den am Unterbauch liegenden Händen. Diese Bewegungsabfolge hat etwas von Ergebenheit und Hingabe an sich, zugleich finden sich in ihr tragende Elemente aus der großen Tradition asiatischer Selbstverteidigungskünste.

Da das Zentrieren den Grundstock für weitere fortgeschrittene Heilmethoden bildet, möchte ich noch etwas genauer auf folgende Aspekte eingehen. Was vielleicht am wichtigsten ist: Wenn Du voll ausatmest, lehnst Du Dich ein wenig zurück, das beugt die Knie weiter nach unten und läßt zugleich den Energiestrom von der Wirbelsäule und dem unteren Rückenbereich her durch den Beckenraum, über die Knie und weiter hinunter zum Boden fließen. Sobald Du durchlässiger für diesen Strom in Deinem Körper geworden bist, wirst Du bemerken, wie das von Dir von oben nach unten geteilte Energiefeld ebenfalls beginnt, nach unten durch die Knie in den Boden zu fließen. Und umgekehrt; wenn Du Deine Hände mit dem Einatmen nach oben bringst, wirst Du spüren, wie die Energie von der Erde her in Deinen Körper strömt.

Wenn wir es zulassen können, daß ein vollständiger Kontakt mit dem Energiefeld des Bodens unter uns zustandekommt, erleben wir ein Gefühl der Festigkeit, wir sind geerdet. Alexander Lowen hat hierzu bereits vor Jahren von neoreichianischer Seite her die bioenergetische Methode des Erdens entwickelt. Sie soll uns helfen, neben dem mechanischen einen gefühlsmäßigen energetischen Kontakt zur Erde herzustellen. Wir betrügen uns selbst, wenn wir den überragenden Einfluß des Magnetfeldes der Erde auf unser eigenes Energiefeld nicht zur Kenntnis nehmen. Das Zentrieren will uns helfen, mit dieser starken Kraft der Erde Fühlung zu nehmen, um so die eigene Heilkraft zu verstärken. Achte deshalb einmal bewußt darauf, während Du mit der Zentrierungsübung experimentierst, ob Du zunächst kaum eine Beziehung zum Boden empfindest. Vielleicht kannst Du bemerken, wie das Kraftfeld der Erde auf Dein eigenes Kraftfeld einzuwirken beginnt, wodurch zwischen beiden eine größere Harmonie entsteht und Deine eigene Kraft sich verstärkt.

Furcht und Selbstbehauptung

Während ich im letzten Jahr mit einem Patienten arbeitete, stieß ich auf folgende, besonders wirkungsvolle Übung. Ob Du sie allein oder mit einem Partner durchführst, auf jeden Fall wird sie Dir sehr nützen.
Sie läuft darauf hinaus, in Deinem Körper Gefühle der Furcht zu erregen, um diese belastende Spannung unmittelbar danach aufzulösen und eine Selbstermutigung zu erfahren, die sich fühlbar durch den Körper, die Stimme und die Augen vermittelt. Diese Übung trägt dazu bei, körperliche Verspanntheit allgemein abzubauen.
Darüberhinaus – und dieser Aspekt ist noch wesentlicher – soll die Empfindung gefördert werden, daß Deinen Augen wieder Energie entströmt.
Wie stets bei Übungen, die neu für Dich sind und außerdem auch hinsichtlich unseres kulturellen Hintergrunds ungewöhnlich erscheinen, ist es sicherlich recht zeitaufwendig, bis sie in Fleisch und Blut übergehen. Praktiziere sie daher erst mehrere Wochen hindurch ein- bis zweimal täglich, bevor Du danach fragst, ob sie überhaupt ‚funktionieren'.
Wenn Du Dich dieser Übung wirklich hingibst, kann sie Wunder bewirken. Nichtsdestotrotz ist der Prozeß, der Dich ein scharfes Sehvermögen zurückgewinnen läßt, äußerst komplex und zeitaufwendig. Überstürze daher nichts! – Vielmehr solltest Du Dir, statt ständig auf die Ergebnisse zu schielen, bei jeder Übung mit Bedacht vergegenwärtigen, was jeweils mit Dir geschieht.
Interessanterweise läßt sich beobachten, daß gerade die Fixierung auf konkrete Ergebnisse verhindert, daß diese sich einstellen. Wie ließe sich auch etwas suchen, was man zuvor noch nie gesehen hat?! Während Du in eine neue Phase Deiner Persönlichkeitsentfaltung trittst, erwirbst Du eine neue Form der Bewußtheit, welche sich zwar unmittelbar beobachten läßt, die Du aber nicht (auch nicht gedanklich) vorwegnehmen kannst.
Diese Übung ist den Zentrierungsübungen ähnlich, welche Du bereits ausgeführt hast. Tatsächlich ergänzen sie einander sehr gut und es gefällt Dir vielleicht, die Zentrier-Übung einige Male vor und nach der Furcht-Selbstbehauptungsübung anzuwenden.

Letztere besteht darin, zunächst eine körperliche Furchtreaktion nachzuahmen, um diese anschließend in einer einfachen, aggressiven Bewegung aufzulösen.
Mache diese Übung an einem Ort, wo Du ungehindert laut sein kannst und wo Du nicht Gefahr läufst, wegen Deines ungewöhnlichen Verhaltens bespöttelt zu werden. Das nämlich wäre sehr hinderlich, es sei denn, Du verfügst über soviel Humor, daß Du die Übung auf die Spötter ausrichtest.
Unter Umständen ist es sehr lohnend, einen Freund in diese Übung mit einzubeziehen. Außerdem empfehle ich, häufig einen Spiegel zu benutzen, damit Du Dich beobachten kannst und den Ausdruck Deiner Augen während der Entladung mitbekommst.
In der Ausgangsposition stelle Dich mit etwa schulterbreit voneinander entfernten Füßen auf. Atme scharf ein, so als ob Du angesichts eines entsetzlichen Anblicks nach Luft schnappen müßtest. Suggeriere Dir diese Empfindung so sehr, daß Du wie mit vor Entsetzen zugeschnürter Kehle atmest, mit dem typischen, dünnen, japsenden Angstlaut. Auch Dein Körper sollte diese Furcht mimisch darstellen. Versteife Arme und Beine, weiche mit versteiftem Nacken zurück und lasse Deine Augen, wie von Sinnen, hin- und herrollen. Nach Luft förmlich ringend, gänzlich verspannt, steigere Dich intensiv in dieses Entsetztsein hinein.
Unmittelbar danach gehe dazu über, Deinen Furchtstau vital abzureagieren. Beuge Dich kraftvoll vorwärts, biege die Knie tief durch, stütze die Hände auf die Knie während Du Dich in aggressiver Manier nach vorn duckst. Recke Nacken und Kopf angriffslustig vor wie eine fauchende Katze oder ein knurrender Hund und entlade Dich in einer beherzten und wütend hervorgestoßenen Explosion von Mut. Dabei pressen die Lungen die Luft stoßartig heraus, während Deiner Kehle ein drohender Schrei entfährt. Mit zusammengepreßten Kiefern und gebleckten Zähnen scheinen Deine Augen vor Mut und ungestümer Energie zu blitzen.
Nachdem sich nun Deine Lungen entleert haben und die Spannung gelöst ist, atme wieder ein, richte Dich auf und versuche, in einer erneuten Furchtreaktion zu erstarren. Dein Kopf weicht zurück, mit entsetzt heruntergesackter Kinnlade, einem albdruckhaften Keuchen, mit hängenden Armen und starrgespreizten Händen, rückwärts gezogenen Schultern und sich aufblähender Brust steigere Dich aufs neue in diese Furchtreaktion hinein.

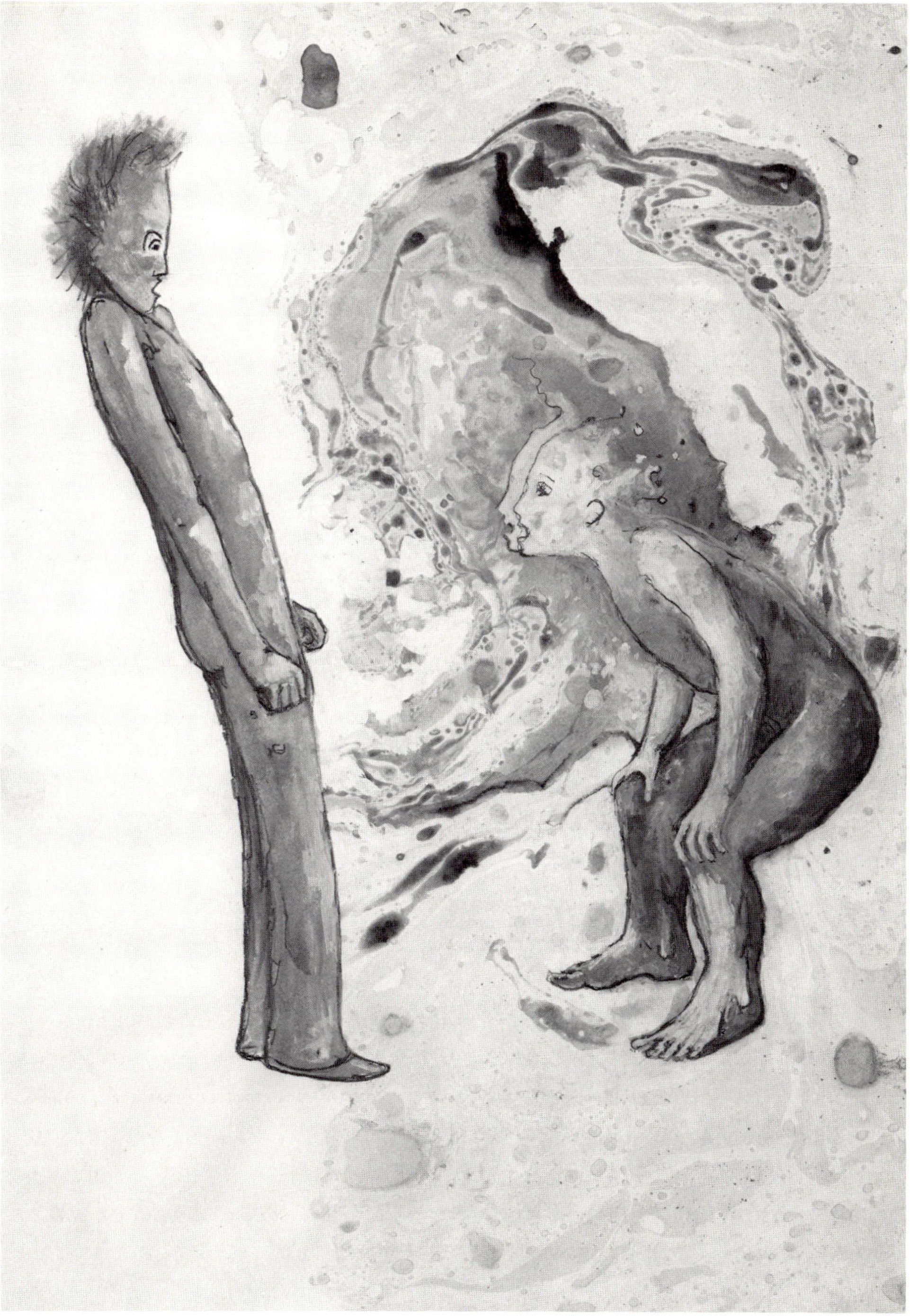

Anschließend stütze Dich wieder vorwärts gereckt auf Deine Knie und entlade Dich mit einem furchterregenden Knurren eines wild entschlossenen Raubtieres.
Wiederhole diese Übung mehrere Male. Achte aber darauf, daß Dir von all dem Atmen und Anspannen nicht allzu schwindelig wird.
Danach verharre eine Weile ganz still.
Wie fühlen sich Deine Augen? – Was geht in Dir vor, wenn Du diese Gefühle so unverblühmt ausdrückst? – Womöglich ist Dir beklommen zumute, weil Du vielleicht als Kind stets für die ungehemmte Äußerung solch elementarer Empfindungen bestraft wurdest? – Vielleicht wirkt ein früh verinnerlichtes Schuldgefühl gerade jetzt noch nach?
Stelle Dich diesen Empfindungen, wenn sie vorhanden sind. Horche in Dich hinein. – Betrachte sie still.
Im Anschluß an die vorangegangene Übung empfehle ich die Zentrierungsübung. Wie Du bereits gemerkt haben wirst, ist sie sehr ähnlich. Aber anstatt die angestaute Emotionalität zu entladen, erzeugt die Zentrierungsübung ein innerliches Aktivitätspotential. Ich bin gleichermassen stark mit reichianischen Zyklen emotionaler Befreiung wie mit der ostasiatischen Kunst spiritueller Zentrierung in Berührung gekommen und bin der Meinung, daß nur die Kombination beider Methoden zu einem ausgewogenen Ergebnis kommt.
Das bloße Entladen von Emotionen entläßt Dich in einen Zustand des Ausgelaugtseins. So scheint mir das reich'sche Spannungs-Entspannungs-Konzept an einem schwerwiegenden Mangel zu leiden, wenn es nicht durch die Zentrierungstechniken orientalischer Meditation ergänzt wird. Deshalb rate ich zu einer Verbindung dieser beiden Übungen. Entlade Dich und fühle dabei, wie die Energie Deinem Körper und Deinen Augen entströmt. Aber dann atme tief durch die Nase ein, gemäß der Zentrierungsübung, und inhaliere diese vitale Lebenskraft bis zum Zentrum Deines Schwerpunkts, so daß sich die Spannkraft in tieferen Wesensschichten wieder aufbaut.
Diese Vereinigung westlicher und östlicher Ansätze scheint mir für ein ausgewogenes, sich stetig entwickelndes Wachstum unabdingbar. Meines Erachtens wird uns diese Synthese in ein neues Zeitalter der Psychologie und der Heilkunst führen. Es ist gleich einem 200%-Universum. Das Anspannungs-Entladungsmodell hinsichtlich des menschlichen Körpers

steht gültig für sich. Aber ebenso relevant ist die gesammelte Zentrierung, welche sich durch Yoga und Meditation erzielen läßt. Also benötigen wir ein neues Konzept, eine quasi 200%-ige Wirklichkeit, welche beide Wahrheiten in sich birgt.

Vor allem die Enge unserer Begriffswelt hindert uns am Vorwärtsschreiten – weniger die Grenzen der Realität.

Diese miteinander gekoppelten Übungen wären als festes Gesundheitsprogramm sehr dienlich; darüberhinaus verhelfen sie Dir dazu, schrittweise die Energie erzeugen zu können, welche für die Heilung Deiner Augen in späteren Übungen benötigt wird.

Heute, in einer Weltlage, wie sie nun einmal ist, sind wir mit einer beängstigenden Vielfalt existenzieller Bedrohungen konfrontiert. Wir können sie weder bekämpfen, noch vor ihnen davonlaufen. Unser menschlicher Organismus ist aber so eingerichtet, daß er auf eine Bedrohung entweder mit Angriff oder Flucht reagiert. Wie aber läßt sich die Bedrohung durch die nukleare Massenvernichtung bekämpfen? – Wie kann man ihr entfliehen?!

Wir sitzen in einer Falle – zur Untätigkeit verdammt. Wir spüren die Gefahr deutlich, wie ein Albdruck lastet diese Furcht auf der menschlichen Rasse. Aber noch ist keine Erlösung in Sicht: wir sind verspannt und verschreckt, Nervenbündel angesichts der Umstände unserer Zeit, ganz zu schweigen von unserer persönlichen Situation.

Auch das ist ein bedeutsamer Aspekt, wenn es um die Ursachen für die so unverhältnismäßig hohe Quote sehgestörter Menschen geht. Wenn man Bedrohungen nicht durch Handeln abwenden kann, scheint es ein psycho-somatisches Ventil zu sein, die Umwelt dann wenigstens nur noch verschwommen wahrnehmen zu wollen. Meiner Meinung nach ist die epidemieartige Verbreitung von Sehstörungen unter Schulkindern während der letzten 20 Jahre zumindest teilweise eine Reaktion auf die ständige Bedrohung und das allgemeine Unbehagen. Die verschwommene Wahrnehmung dieser Umwelt scheint – subjektiv – angstreduzierend zu wirken, und selbst noch so starke Brillen können diese unbewußte Abwehrhaltung nicht abbauen.

Niemand scheint sich darum zu kümmern, den Kindern dabei zu helfen, mit ihren Ängsten fertig zu werden. Laßt uns endlich beginnen, den Kindern zu helfen, indem wir zunächst unserer eigenen Furcht beherzt ins Auge blicken.

Was kannst Du persönlich dazu beitragen, diese beängstigende Zeit ein wenig von der alltäglichen Grundangst zu entlasten? Wir haben bereits darüber gesprochen, wieviel das Überleben davon abhängt, unserer Furcht aktiv zu begegnen. Aber läßt sich wirklich etwas gegen die von Furcht erzeugte Spannung und die verinnerlichte Grundangst unternehmen?
Angst ist die Summe „eingefrorener" Furchterlebnisse. Angst geht auf das althochdeutsche Wort ‚angust' – „Enge", „Beklemmung" zurück. Das Bild „In die Enge getrieben sein" taucht auf und auch das Phänomen, daß sich die Kehle vor Angst zuschnürt, deutet in diese Richtung.
Angst ist nicht identisch mit Furcht. Während Furcht die Empfindung angesichts etwas „Fürchterlichem", konkret Furchterregendem ist, meint das Wort ‚Angst' mehr eine introjizierte Grundbefindlichkeit, nämlich die Anhäufung nicht ausagierter, verinnerlichter und blockierter Furchterlebnisse.
Unsere Furcht-Aggressions-Übung gibt Dir ein Mittel an die Hand, mit dem Du Dich von der Grundangst, die Dich zuvor einschnürte, immer wieder befreien kannst. Führe diese Übung daher mit dieser geistigen Erwartungshaltung aus.
Was immer auch in Deinem täglichen Leben jeweils Furcht erregen mag, stelle Dich dieser Empfindung, anstatt sie zu verdrängen und sie somit zu Angst anschwellen zu lassen.
Konfrontiere Dich mit Deiner Furcht vor einem nuklearen Angriff, einem Verkehrsunfall, einer Vergewaltigung oder einem Mord und allem, was Du sonst auch immer an Befürchtungen haben magst. Nutze die Übungen, um der jeweiligen Furcht unmittelbaren Ausdruck zu verleihen.
So vermagst Du sie zu verscheuchen. Indem Du Deinen Ärger über die Dinge aktiv ausdrückst und Dich – statt verzagt und erstarrt – vielmehr kräftig und angriffslustig fühlst, kannst Du Dich der Verspannungen in Dir entledigen. Daraufhin triffst Du auf Deinen innersten Kern und versorgst Deine tiefen Schichten mit einem Reservoir an Energie, die Du jederzeit abrufen kannst, wenn die Umstände es erfordern, stark zu sein.

Unser Gehirn weiß genau, was getan werden muss, um unser Sehvermögen zu verbessern; unabhängig von unserer Einstellung zu diesem Problem. Leider ist der Informationsaustausch zwischen den einzelnen Bereichen des Gehirns jedoch oftmals blockiert. In diesen Fällen wird die benötigte Information, die in einem Bereich des Gehirns bereits vorhanden ist, nicht in die Bereiche gesandt, welche die nötigen Veränderungen bewirken könnten.

Was kann man hier tun?

Die nun folgende Übung ist – eingebunden in das gesamte Programm – eine sehr wirkungsvolle Methode, an die man mit grosser Ernsthaftigkeit herangehen sollte. Es gibt bisher keine wissenschaftlichen Experimente, die ihre Wirksamkeit bestätigen oder für nichtig erklären; was im übrigen auch durch das Wesen der Methode selbst unmöglich wäre. Versuche es aber trotz alledem mit dieser Übung – Du wirst nicht zuletzt tieferen Einblick in deine Traumwelt bekommen und der Suche nach dem Schlüssel zur Sehverbesserung aus einem besseren Selbstverständnis heraus weitere Aspekte hinzufügen.

Gib Dir jeden Abend eine Eigensuggestion mit in den Schlaf. Stell Dir, kurz bevor Du einschläfst, folgende Frage: „Was gibt es, das ich über mich noch wissen sollte und das mir helfen könnte, meine Sehkraft zurückzuerlangen?“ Schlafe mit dieser Frage ein, und laß Deine Traumkraft Dir die Frage beantworten, während Du schläfst.

Und bleib morgens nach dem Aufwachen noch einen Moment mit geschlossenen Augen liegen und sieh, ob Du Dich noch an irgendeinen Traum erinnern kannst, der Dir einen Einblick in die Gründe für Deine Kurzsichtigkeit gibt. Es macht überhaupt nichts, wenn Du Dich zunächst an garnichts erinnern kannst bzw. die Träume, die Dir im Gedächtnis geblieben sind, nichts mit Deinem Sehproblem zu tun haben. Wir sprechen hier über einen Prozess und nicht über einen Trick mit Sofortwirkung. Mach diese Übung mindestens 10 Nächte hintereinander, bevor Du eine Entscheidung darüber triffst, ob sie wirkt oder nicht. Ich kann Dir allerdings jetzt schon versichern, daß sie wirken wird.

Unsere Herausforderung besteht darin, Dein Gehirn dazu zu bringen, dem Sehen soviel Aufmerksamkeit zuzuwenden, daß es Deine Heilkraft aktiviert. Träumen ist ein sehr wichtiger Aspekt unseres Lebens.

Niemand versteht wirklich, was geschieht, wenn man träumt. Es ist dasselbe wie beim Heilen – wir können die Kräfte benutzen, weil wir wissen, daß sie wirken; auch wenn wir nicht völlig verstehen, warum und wie sie wirken. Wenn wir allerdings die Träume nicht bewußt und ernsthaft um Hilfe ersuchen, werden wir wahrscheinlich auch keine erhalten. Ermutige also die tieferen Bereiche Deiner Seele, die Herausforderung anzunehmen und den Anstoß zur Aktivierung der Heilkraft zu geben.

Und wie zuvor schon ausgeführt: reflektiere regelmäßig über den visuellen Inhalt Deiner Träume. Denk darüber nach, wie Du in Deinen Träumen siehst und achte einfach darauf, was für Gefühle dabei in Dir aufsteigen. Atme bewußt, während Du Dir Deine nächtlichen Träume ins Gedächtnis rufst; und erlaube auch allen negativen oder belastenden Gefühlen, die durch die Erinnerung in Dir hochsteigen mögen, sich zu offenbaren.

Versuche aber möglichst nicht, den Inhalt der Träume zu deuten – was hieße, sie zu beurteilen – sondern beobachte und erlebe einfach nur. Fühle, wie das einfache Beobachten Veränderungen und Entwicklung in Dir bewirkt.

Träumen

Kannst Du
in Deinen Träumen
klar sehen
oder ist auch
in Deinen Träumen
alles verwischt
oder träumst Du
Du trügest eine Brille
um die verschwommene Sicht
zu korrigieren

wir haben Fragen
die nach und nach
auf Dich einzuwirken
beginnen werden
und Du wirst tiefer und tiefer
in sie einsteigen
und so die Antworten finden

beschäftige Dich
jeden Morgen
mit Deinen Träumen
und auch damit
wie Du
in Deinen Träumen
siehst
die regelmäßige Beschäftigung
mit Träumen
kann Wunder
bewirken

kannst Du Dich jetzt im Moment
an einen Traum von letzter Nacht
erinnern
und kannst Du das Bild wachrufen
oder Dir vorstellen
wie
Du in Deinem Traum
gesehen hast

dies hier ist ein Lernprozeß
und es geht um eine Fähigkeit
die zu entwickeln es gilt

mach Dir zur Gewohnheit
Dich beim Erwachen am Morgen
nach Erinnerungen an
Deine Seherfahrung im Traum
zu befragen

und Du wirst staunen
an was alles
das Du über Dein Sehen
geträumt hast
Du Dich zu erinnern beginnst

Kapitel 4

Die Holzhacker-Übung

Diese Übung geht auf die bioenergetische Tradition Alexander Lowens zurück. Sie ist primär eine Entladungsübung, jedoch mit vielen unterschiedlichen augentherapeutischen Aspekten verflochten. Zunächst einige Worte zum Verfahren: Es sollte nicht unerwähnt bleiben, daß Du diese Übungen behutsam angehen mußt, falls Du ernsthafte Probleme mit Deinem Rücken haben solltest. Anderenfalls könnte sich Dein Zustand verschlimmern. Wie bei allen Übungen dieses Programms, die den ganzen Körper mit einbeziehen, ist es angezeigt, vorsichtig zu beginnen und die eigenen Grenzen nicht überschreiten zu wollen.

Stelle Dich mit gespreizten Beinen und leicht nach innen gerichteten Füßen auf, wie etwa beim Schneepflug an einem Skiabhang. Dabei sollten die Knie leicht eingeknickt, die Haltung insgesamt offensiv sein. Wippe in den Knien federnd auf und ab, fühle dabei Deinen Schwerpunkt und nimm Kontakt mit Deiner Bauchmuskulatur auf. Sofern Du Zeit hast, führe erst die Zentrierungsübung aus, da diese Übung mit jener Übungsgruppe eng verwandt ist.

Konzentriere Dich auf Deinen Atem und laß' die Kinnlade sinken, so daß Du durch den Mund zu atmen beginnst.

Vergegenwärtige Dir die Spannung in Deiner Brust, ohne dabei zu versuchen, auf den Gang Deiner Atmung willkürlichen Einfluß zu nehmen.

Diese Übung ist ein Akt positiver Aggressivität, eine definitive Betätigung Deines Willens. Du stellst Dir vor, daß Du mit einer schweren Axt Holz hackst; dabei triffst Du das Holz weit ausholend mit der Kraft eines Karatekämpfers.

Aber wir beginnen sanft. Falte Deine Hände und halte sie tief herab, zentriere Dich und empfinde dabei die Elastizität in Deinen leicht gebeugten Knien, spüre die starken Kräfte, die in Deinem Atmen und in Deinen Armen bereitliegen.

Nun atme tief ein, hebe die Hände weit zurück über den Kopf, als ob Du zu einem wuchtigen Axthieb ausholen wolltest. Strecke Deine Knie und wölbe Deinen Rücken, wobei Deine Brust schwillt und sich prall mit Luft füllt. Schaue aufwärts nach hinten, so weit Du kannst und dehne den Nacken mit nach oben, weitmöglichst nach hinten schauenden Augen. Beachte bitte die Ähnlichkeit mit der Furcht-Haltung aus der Furcht-Aggressions-Übung, die Du bereits gelernt hast.

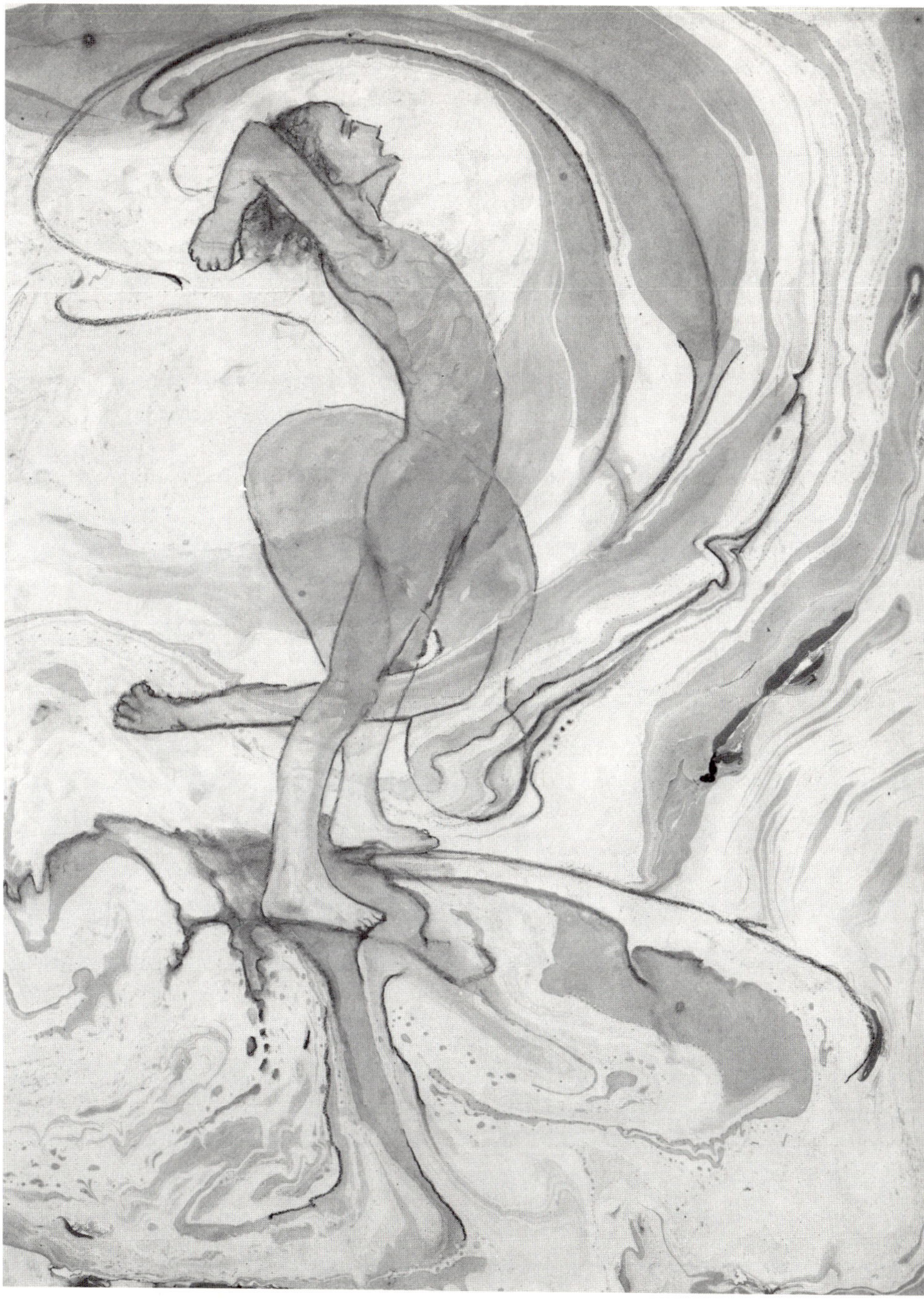

Verharre einen Moment in dieser angespannten Position, fletsche mit den Zähnen, presse die Kinnlade gegen den Oberkiefer und halte die Balance, bis Du zu dem ersten Schlag mit Deiner imaginären Axt ansetzt. Erspüre dabei Dein Kraftpotential, das Dich in den Stand setzt, Deine Energien souverän auf die machtvolle Zerschlagung eines Zieles Deiner Wahl zu konzentrieren. Gestatte Dir dabei, Dich machtvoll und gebieterisch zu fühlen.
Die nächste Bewegung ist ein kraftvoller Schwung, der sich ohne Pause in zwei Phasen entwickelt. Du schwingst Deine Hände vorwärts und herab, während Du leicht die Knie durchbeugst; mit zur Faust geballten Händen beschreibst Du einen Bogen, der zwischen Deinen gespreizten Beinen endet. Dabei beugt sich Dein Kopf so tief hinab, daß Du durch Deine Beine hindurch nach rückwärts schauen kannst.
Am Tiefpunkt des Abschwungs springst Du in die entgegengesetzte Richtung des Bogens zurück und nimmst, Deine Hände und die imaginäre Axt erhebend, wieder die aufrechte Haltung an, bereit zu einem weiteren Schwung.
Die ersten paar Schwingbewegungen sollten in ihrer Ausführung sehr leicht, behutsam und eher probend vonstatten gehen. Dein Atem bestimmt dabei das Tempo des Schwingens. Beim Abschwingen atme durch den Mund aus – während Du beim Aufschwung ebenfalls durch den Mund einatmest.
Achte dabei auf das Gefühl Deiner durch die Luft sausenden Hände und lenke Deine Aufmerksamkeit auf das Durchbiegen des Rückgrats während des nach rückwärts beschriebenen Bogens, mit dem Du Deinen Körper für die Schwingbewegung anspannst.
Schließlich beuge Dich in einer wuchtigen Bewegung vor, um so die angestaute Spannung in dem nachfolgenden Hieb nach unten zu entladen.
Wiederum ist die Parallele zur Furcht-Aggressions-Übung augenfällig, wobei wir im letzten Übungsabschnitt allerdings nicht so sehr mit Emotionen, als vielmehr mit ursprünglichen Energien zu tun haben. Selbstverständlich schließt das nicht aus, daß dabei als Sekundär-Reaktion auch Emotionen entstehen können, auf die Du auch achten solltest.
Diese Übung vollzieht sich in zwei Phasen: dem Abschwingen und – falls Du es brauchst – dem von einer Pause unterbrochenen Ansetzen zu einer erneuten Schwingbewegung. Erlaube Dir, den Abschwung mit einem ungehemmten Ausruf zu begleiten – etwa ‚haiiiyyy-yahhh!‘.

Der stimmhafte Ausdruck ist für den Erfolg der Übung wichtig. Du solltest mit leisen und zaghaften Lauten beginnen. Bei sich steigernden und zunehmend beschleunigten Schwingbewegungen, die in einen immer rascheren, geradezu machtvollen Rhythmus übergehen, sollten die zunächst noch verhaltenen Ausrufe zu schließlich triumphierenden Schreien anschwellen.
Während Du in dieser Weise das imaginäre Holz kräftig durchhackst, konzentriere Dich auf jenen letzten Moment des fiktiven Aufpralls auf dem Hackklotz. Richte Deine wilde Entschlossenheit, vielleicht sogar Wut auf das Holz, um es mit geballten Fäusten und wirklich kraftvoll vorgetragenen Attacken zu bearbeiten.
Die meisten von uns haben Angst davor, den Selbstbehauptungsdrang, der ja ein Aspekt unseres Wesens ist, auch wirklich auszuagieren. Aggressivität und ungehemmter Selbstbehauptungswille kollidieren mit gesellschaftlichen Konventionen. – Wenn Du jedoch einer Herausforderung aktiv zu begegnen hast und die Überwindung Deiner Trägheit damit beginnst, Form und Funktionstreue Deiner Augen wiederherzustellen, mußt Du einfach diesen Persönlichkeitsaspekt entwickeln, um konkrete Ergebnisse zu erzielen.
So laß' Dich nur auf diese Übung voll ein! – Gib Dich dem Gefühl Deines Selbstbehauptungswillens hin!
Diese Dimension Deiner Selbsterfahrung solltest Du Dir unbedingt erschließen.
Du wirst Dich, während Du diese Übung praktizierst, wohl oft über Dich selbst wundern. Führe die Übungen aber täglich durch, auch dann, wenn Du Dich nicht sonderlich motiviert fühlst.
Mache einfach einige leichte Schwingbewegungen und achte darauf, was in Dir vorgeht.
Gewöhnlich verbergen wir diese Seite unserer Persönlichkeit so sehr, daß wir schnell vergessen, daß diese elementare Aggressivität nun einmal eine konstante Wesenskomponente in uns allen ist. Diese Übung erlaubt Dir nicht nur, die unmittelbare Tuchfühlung mit Deinem Kraftpotential zurückzugewinnen, sondern darüberhinaus auch, diese Kraft in einer ungemein positiven Weise zu erforschen. Bist Du erst mit diesem kraftvollen Aspekt Deines Selbst vertraut, kannst Du zuversichtlich davon ausgehen, daß diese Kraft Dir bei der Wiederherstellung Deiner Sehkraft sehr dienlich sein wird. Selbstverständlich verhilft diese Übung auch da-

zu, Dein Selbstvertrauen allgemein zu stärken und wird damit Deiner Lebensbewältigung in vielfältiger Hinsicht zugute kommen.
Nachdem Du einmal begonnen hast, laß' alle Grade von Erregung und alle möglichen Anfälle, die sich natürlicherweise einstellen können, ungehindert zu. Wenn Du aufgestauten Ärger in Dir abreagieren möchtest, ist diese Übung ein ebenso perfekter wie harmloser Weg dafür.
Mit jedem Niederschwingen rufe aus: „Da hast Du es!"
Dabei wirst Du bei jedem Ausruf spüren, wie Deine Kräfte unerwartet anschwellen und sich mit jedem Schwung noch steigern.
Erfreue Dich an Deiner zunehmenden Energie und Deinem erstarkenden Selbstbehauptungsvermögen: laß' Dich von diesen Empfindungen mitreißen und entdecke, daß es sich nicht um negativ-monströse, sondern um durchaus positive Persönlichkeitseigenschaften handelt.
Alle Gefühle, die zur Oberfläche durchdringen, sollten akzeptiert werden. Es mag ja allerhand emotionale Verkrampftheit in Dir stecken, welche infolge restriktiver Verhaltensnormen womöglich schon in Deiner Kindheit entstanden ist und sich nun in Deinem „Muskelpanzer" manifestiert hat.
Jetzt aber hast Du die Möglichkeit, Dich mit diesen Übungen von dem Hochdruck Deines unterdrückten Zorns in einer Dich und andere schonenden Weise zu befreien.
Ein anderer empfehlenswerter Ausruf während der Holzhackerübung ist folgender: „Ich will! – Ich will!"
Fixiere einen Punkt auf dem Fußboden, konzentriere alle Deine Empfindungen auf diesen Punkt und überlasse Dich dabei ganz Deinem Gefühl.
Gestatte Dir spontan jeden Ausruf, der Dir in den Sinn kommt, und vertraue Dich der Leitung Deines Körperbewußtseins vorbehaltlos an, zu welchen Bewegungen und Impulsen es Dich auch immer veranlaßt. Gestehe Deinem Körper zu, daß er über ein inneres Wissen verfügt, wie sich Aggressionspotentiale am besten abbauen. Unsere Kultur übt einen dermaßen hemmenden Einfluß auf Reaktionen des Ärgers oder der Aggressivität aus, daß wir uns gezwungen sehen, unsere natürlichen Verhaltensweisen zu unterdrücken und unseren Ärger zu verdrängen. Gerade dadurch aber züchten wir in unserem Unbewußten ein Monster, vor dem wir uns schließlich selbst fürchten.

Wenn es darum geht, Dein eingefrorenes Aggressionspotenial zu lösen und es sinnvoll zu kanalisieren, damit es sich in den Dienst Deiner Lebensbewältigung stellen läßt, kann diese unsere Übung wahrhaftig Wunder wirken. Speziell für Dich gilt dabei, daß Du die verfügbar gemachten Energien für die Arbeit an Deinen Augen verwenden kannst.
Laß' diese Energien daher fließen, löse sie, befreie sie gänzlich und erfreue Dich der neuen Eindrücke und Empfindungen.
Nachdem Du diese Übung mehrmals durchgeführt hast, drängt sich vielleicht der Wunsch auf, Methoden zu erlernen, die sich spezieller auf die Heilung Deiner Sehschwäche beziehen. Wir modifizieren daher unsere Holzhacker-Übung ein wenig. Um die Ängste bewußt zu machen, die Dich womöglich veranlaßt haben, Dich vermittels einer verschwommenen visuellen Wahrnehmungsweise vor der oft brutalen Faktizität Deiner Umwelt abzukapseln, verwende die folgende Übung mit der Absicht, den Bann der inneren Ängste zu brechen.
Rufe diesmal jedesmal „Nein!" aus, wenn Du zu dem imaginären Axthieb auf einen Punkt des Bodens ausholst. Bündele Deine Entschlossenheit in diesem einen Wort, konzentriere alles auf diese eine Aktion und diesen einen Punkt!
Man kann unmöglich voraussehen, welche Gefühle, Erinnerungen und Assoziationen dabei freiwerden. Laß' ruhig die Vorstellung zu, daß Du dieses „Nein" einer bestimmten Person entgegenschmetterst. Vielleicht gibt es jemanden, von dem Du Dich in Deiner Kindheit bedroht gefühlt hast ...
Der Satz „Lass' mich in Ruhe!" läßt sich mit dieser Übung ebenfalls gut kombinieren. Finde in spielerischer Weise noch andere Worte heraus, die Dir beim Schwingen in den Sinn kommen könnten. Versuche dabei nicht, intellektuell die Oberhand behalten zu wollen, – sondern beobachte schlicht, was da unter der Oberfläche nur darauf wartet, hervorzubrechen – sobald Du ihm freien Lauf läßt.
Möglicherweise wirst Du, während Du Deine Aggressivität ausdrückst, noch etwas furchtsam sein. Das ist gut so! Denn nun werden Dir Emotionen bewußt, die sich bei näherer Betrachtung als überflüssig erweisen.

Nach dem Holzhacken

Auch bei dieser Übung wieder besteht der Schluß darin, innezuhalten und darauf zu achten, wie Du Dich nach der Übung fühlst. Stehe einfach still und horche in Dich hinein.

Wie fühlen sich Deine Knie an? – Bist Du etwas wackelig auf den Beinen oder fühlst Du Dich stark? – Kommt Dein Atem gepreßt oder ausladend?

Weil Dir diese Übung Zugang zu lang-verdrängten Emotionen verschafft, wirst Du Dich wahrscheinlich für einige Momente von Gefühlen überflutet fühlen.

Bitte! – Versuche nicht, diese Gefühle zu kontrollieren! Laß' sie sich manifestieren und herauskommen. Das ist ein Prozeß der Selbstreinigung.

Furcht scheint das Freisetzen verbotener Emotionen gewöhnlich zu begleiten. Vielleicht bist Du als Kind bestraft worden, wenn Du solch aggressives Verhalten ausgedrückt hast. Ein Teil in Dir besorgt daher jetzt diese Bestrafung: Stelle Dich!

Jubilierendes Lachen, Tränen, Zittern, Stöhnen – erlaube Dir herauszulassen, was auch immer durch diese Übung hervorgerufen wird. Und natürlich ist es auch völlig natürlich, wenn Du überhaupt nichts Eindrucksvolles spüren solltest.

Irgendwann aber wirst Du merken, daß diese Übung verschüttete Bereiche Deiner Vergangenheit freilegen wird, Bereiche, die frische Luft und Befreiung brauchen. Das Freisetzen solcher Gefühle ist manchmal furchterregend, – sie in Dir aber stets zu unterdrücken, ist ein ganz destruktives Verhalten.

Natürlich solltest Du irgendwann Deine Aufmerksamkeit wieder Deinen Augen zuwenden. Sehr häufig bemerkten Patienten von mir, daß sie gleich nach der Holzhacker-Übung kurze Augenblicke der Klarheit erlebten. Furcht vermindert die Klarheit des Sehens. Aggression und Wut erhöht die Sehschärfe. So einfach ist das – und eine psychologische/medizinische/augenärztliche Tatsache. Dies erklärt, warum diese Übung zusammen mit der Furcht-Ermutigungs-Übung in diesem Programm eine so zentrale Rolle spielt. Beide Übungen solltest Du einmal täglich ausführen, um diese Entwicklung zu einem regelmäßigen Aspekt Deines täglichen Lebens zu machen.

Interessanterweise stellen Klienten häufig fest, daß ihr harter, ärgerlicher Blick sich in der Ruhephase nach der Übung, während sie wieder zu Atem kommen, plötzlich beruhigt und weich wird. Das Unterdrükken von Ärger unterdrückt auch den Fluß anderer Gefühle im Körper – Liebe zum Beispiel. Indem Du den ungehemmten Fluß der aggressiven Energie durch Deinen Körper ermöglichst, öffnest Du Kreisläufe, die auch Liebe, Mitleid, Humor etc. in Dir bewegen.
Stell' Dich vor einen Spiegel und betrachte Dich. Schau, ob Du es magst, wie Du blickst, nachdem Du diese aggressive Energie in Dir angezapft hast. Wie blicken Deine Augen? Gibt es etwas Erschreckendes oder Böses in diesen Deinen selbstsicheren Augen? – Oder strahlt aus ihnen jetzt ein Strom positiver Wärme?

Die Katze

Diese Übung trägt die Bezeichnung „Die Katze“ oder „Katzen-Strekkung“, weil sie eine für Katzen typische Bewegungsfolge nachahmt und die Wirbelsäule in die beiden extremen Positionen biegt.
Du gehst also auf einer festen Unterlage in den Vierfüßerstand, das heißt, Du kniest auf allen vieren, Knie und Hände sind am Boden, Fingerspitzen zeigen nach vorn. Die Hände sind direkt unter den Schultern plaziert und die Ellenbogen, wie während der gesamten Übung, gestreckt. Mit dem Einatmen führst Du den Kopf in den Nacken und streckst das Gesicht so weit wie möglich zur Zimmerdecke, so daß Du nach oben schaust. Gleichzeitig, und als Teil einer einheitlichen Bewegung, senkt sich der Rücken, und die Wirbelsäule kann vom Kopf bis zu ihrer Basis, dem Kreuzbein, tief durchhängen. Öffne Deinen Mund, laß Kiefer und Bauchmuskeln sich entspannen und atme tief ein.
Nun folgt der entgegengesetzte Bewegungsablauf. Du atmest langsam durch den Mund aus und fühlst, wie sich die Bauchmuskeln zusammenziehen, um alle Luft aus den Lungen herauszulassen. Senke in einer gleitenden Bewegung den Kopf nach vorn, bis Du unter Deinen Körper durchschauen kannst. Wieder, als Teil der ganzheitlichen Bewegung, wölbst Du die Wirbelsäule diesmal jedoch nach oben zu einem „Katzenbuckel“ und ziehst die Bauchmuskeln so zusammen, daß das Becken sich kräftig nach vorn schieben kann. Alle Muskeln sollten sich jetzt völlig angespannt haben.
Und kehre nun den Bewegungsablauf wieder um, entspanne Dich, führe den Kopf wieder mit dem Einatmen in einer gleitenden Bewegung in den Nacken und laß die Wirbelsäule tief durchhängen, so daß sie ganz der Erdanziehungskraft folgen kann. Atme tief ein und entspanne die Bauchmuskeln dabei völlig.
Wiederhole die ganze Übung mehrmals und genieße die Katzenstreckung so gut Du kannst. Die „Katze“ ist eine ausgezeichnete Entspannungsübung, die uns zugleich mit neuer Spannkraft versorgt.

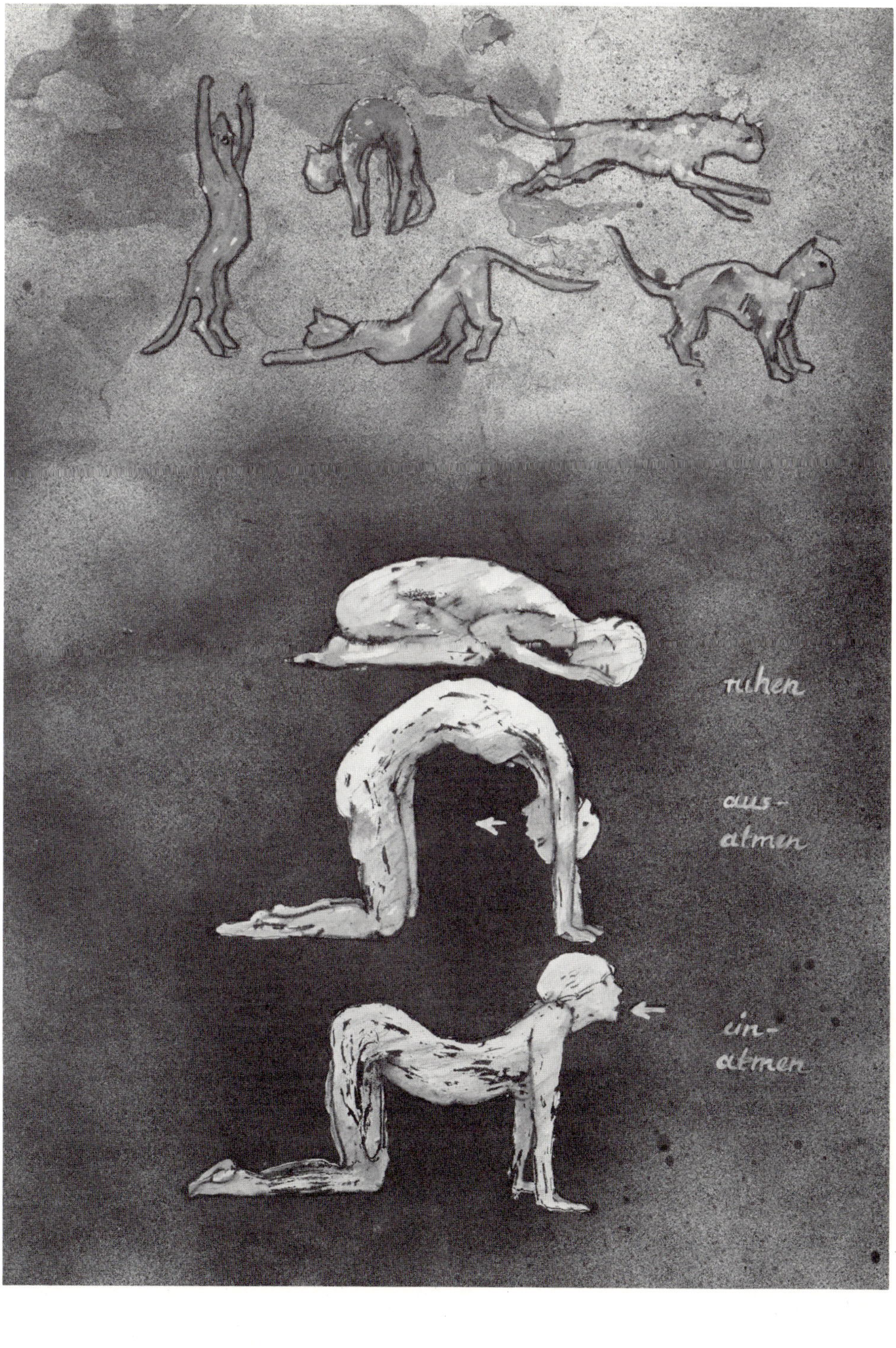
ruhen
aus-
atmen
ein-
atmen

Übung vor dem Spiegel

hineinsehen in die Augen
die hinaussehen in die Welt

konfrontiere Dich bewußt
mit Dir selbst
indem Du dem Spiegel
mit einer bestimmten
Geisteshaltung gegenübertrittst

Dein Spiegelbild könnte sich
als wesentlicher Faktor
für Deine Heilung
erweisen
so wie er ein wesentlicher Faktor
zu meiner Heilung war

richte Dein Augenmerk von Beginn an
auf Deine Atmung
um herauszufinden was für Gefühle
in Dir entstehen
bei dem Gedanken
Dich ebenjetzt ernsthaft
im Spiegel
zu betrachten

jetzt schließe die Augen
und stelle Dir vor
Du sähest in den Spiegel
und betrachtetest Dich selbst

vergiß nicht zu atmen
und nimm einfach auf
was immer
durch das gedachte Auge
durch daß hindurch Du siehst
Dir in den Sinn kommt

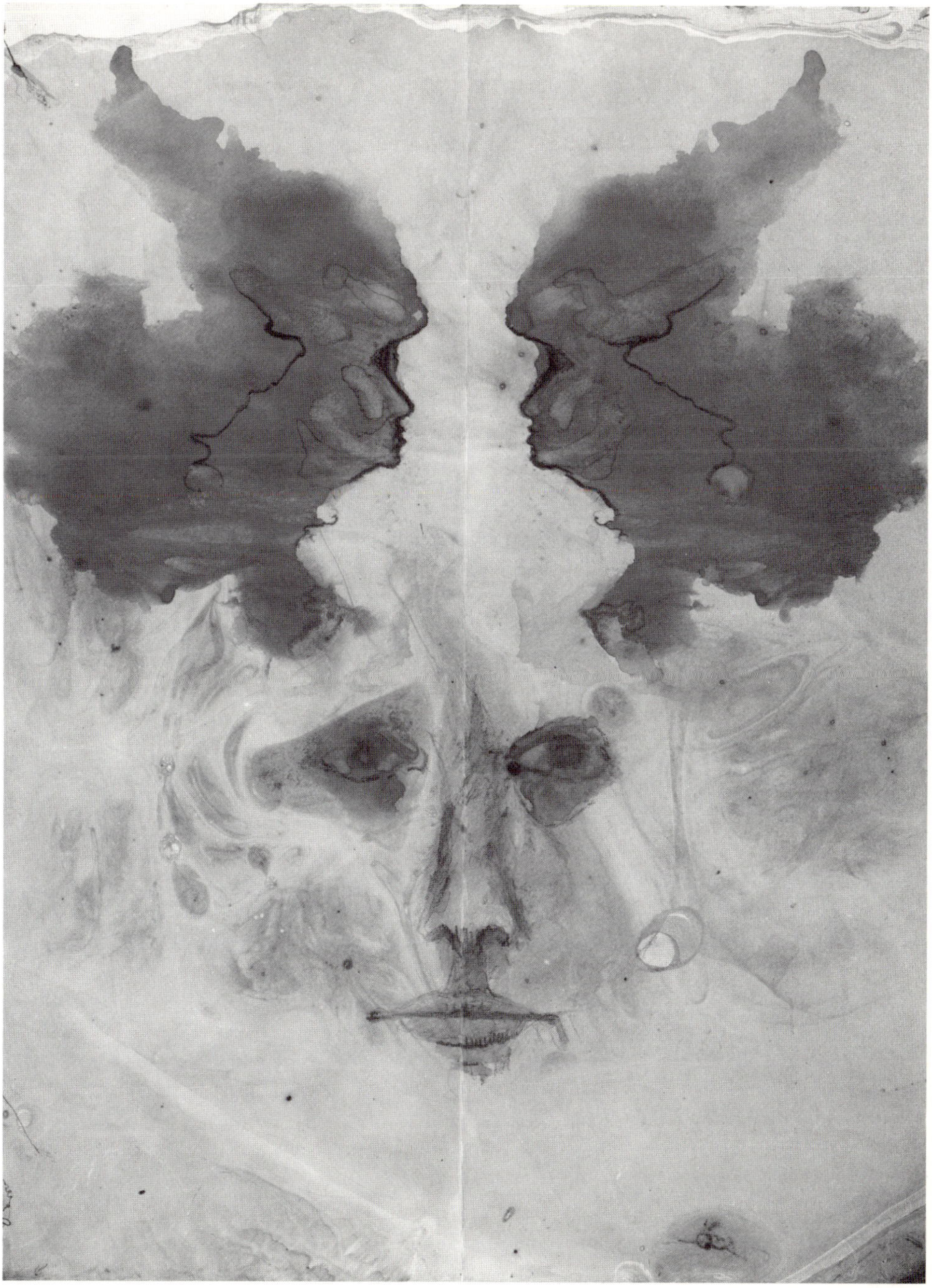

streng Dich nicht an
Dir irgendwas vorzustellen
und sei nicht entmutigt
falls nichts außer
einer großen Leere
in Deinem Kopf ist

Mach eine Pause und schließ Deine Augen
und stell Dir vor
wie Du Dich selbst im Spiegel betrachtest

nun achte darauf
wie Deine Augen Dich
angesehen haben

und während Du darüber nachdenkst
steh auf und
geh zu einem Spiegel und
sieh Dir genau jetzt
tatsächlich in die Augen

Betrachte Dich selbst im Spiegel

Sich in die eigenen Augen zu sehen und mit den Gefühlen, die dabei in einem hochsteigen, zu arbeiten, macht einen großen Teil des Sehtrainings aus. Bedecke die Augen mit den Händen, nachdem Du die Übung zum ersten Mal gemacht hast, und versuche jetzt noch einmal, Dich Dir als Gegenüber vorzustellen. Forciere dabei aber nichts. Viele Menschen haben Schwierigkeiten mit ihrer Vorstellungskraft zu arbeiten; man kann diese Fähigkeit aber entwickeln.

Wenn Du im Moment keine Lust hast, mit der Übung weiterzumachen, wechsle einfach zu einer anderen über, oder setze eine Weile überhaupt aus. Nimm Dir jederzeit die Freiheit, mit einer Übung aufzuhören, wenn Du meinst, es sei für den Moment genug.
Die nächste Phase der Übung beginnt damit, daß Du ergründest, ob tief in Deinem Inneren irgendwo ein Gefühl von Ärger sitzt. Versuche an etwas zu denken, das Dich ärgerlich macht. Läßt Du ein solches Gefühl in Dir überhaupt zu? Laß das Gefühl von wohlberechtigter Wut in Dir aufwallen – und geh jetzt zum Spiegel und sieh, ob Du Dich traust, diese Welle von Wut durch Deine Augen hindurchfließen zu lassen, so daß Du sie in Deinem eigenen Spiegelbild entdecken kannst.
Versuche laut zu sagen: „ He, das macht mich wirklich wütend!" Sag es so zu Deinem Spiegelbild, daß man sieht, wie wütend Du bist. Ich weiß, daß genau das vielen schwerfällt – probiere einfach aus, wie weit Du das spielerisch tun kannst; denn wenn man diese Übung mit zu großem Ernst angeht, kann es sein, daß man mit ihr garnicht zurechtkommt. Wir probieren hier lediglich auf spielerische Weise Möglichkeiten aus. Was siehst Du in diesen Augen, die Dich da aus dem Spiegel anblicken? Kann man in ihnen sehen, wie wütend Du bist?
Und jetzt kommt eine wirkliche Herausforderung: Wie stehst Du zu der Person da im Spiegel? Liebst Du diesen Menschen?
Die Fähigkeit, das Gefühl von Liebe durch Deine Augen hindurchfließen zu lassen, ist von entscheidender Bedeutung; ebenso wichtig ist es, daß Du Dich traust, Deine Wut visuell auszudrücken.
Atme tief durch und stelle fest, ob Du liebevolle Gefühle für dieses Bild da im Spiegel hast. Dies herauszufinden, ist sehr wichtig; denn falls Du Dein eigenes Spiegelbild nicht leiden kannst, solltest Du an diesem Problem arbeiten und den Zustand ändern. Sieh Dir diese Nase an. Magst Du sie? Bist Du häßlich oder gut aussehend?

Wer urteilt über Dein Aussehen?

Spieglein, Spieglein an der Wand . . .

Sieh einfach, mit was für Gefühlen Du Dein Aussehen betrachtest – der Schlüssel zu dieser Erfahrung liegt auch hier wieder darin, Dich zuerst auf die Atmung und dann auf Deine Emotionen zu konzentrieren. Kannst Du Dich so weit öffnen, zu sehen, was Du für Dich selbst empfindest?
Dies bringt uns auf ein Thema, das mich seit Jahren fasziniert hat. Es ist ein Spiel, das die geistige Vorstellungskraft mit sich selbst spielt. Dieses Spiel ist allgemein üblich, und dennoch wissen wir oftmals nicht einmal, daß wir es spielen.
Sein Ursprung liegt in der frühkindlichen Psyche. Kleine Kinder glauben, daß Dinge, die sie nicht sehen können, auch nicht existieren. Aus den Augen, aus dem Sinn. Sehen heißt glauben usw.
In der Folge glauben Kinder, daß, wenn sie Dich nicht sehen können, Du sie auch nicht sehen kannst. Du hast sicher schon beobachtet, wie Kinder ihre Augen mit den Händen bedecken, um sich zu verstecken.
Statistisch gesehen, ist die Tendenz zur Kurzsichtigkeit bei Mädchen am stärksten, während sie die Pubertät durchlaufen und sexuell attraktiv werden. Viele Mädchen sind in dieser Hinsicht schüchtern und möchten nicht gesehen werden bzw. mögen es nicht, daß Jungen und Männer auf ihren Busen und ihren sich weiblich entwickelnden Körper starren. Viele Mädchen haben daher in diesem Alter den sehnlichen Wunsch, möglichst nicht angesehen zu werden. Und eine verschwommene Umwelt vermittelt ihnen auf eine besondere Art ein Gefühl von Sicherheit. Nach dem bereits beschriebenen Grundsatz, daß wenn sie andere nicht erkennen können, sie selbst für die Umwelt ein ebenso verschwommenes Bild abgeben würden. Wieder einmal ist das geistige Vermögen der seelischen Situation zu Hilfe gekommen – für den Preis verminderter Sehkraft.
Das gleiche trifft auf Jungen zu, die schüchtern sind und nicht im Blickfeld stehen wollen oder die sich nicht mit dem beim Anblick eines Mädchens in ihnen aufsteigenden sexuellen Verlangen konfrontieren wollen. Die Kurzsichtigenrate könnte erheblich reduziert werden, wenn man das Übel an der Wurzel packte durch Programme für Jungen und Mädchen, bei denen während der Pubertät plötzlich Kurzsichtigkeit auftritt. Man könnte ihnen helfen, die Hemmungen vor ihrer Sexualität

zu überwinden, ohne daß sie zu der Schutzmaßnahme tatsächlicher Sehminderung Zuflucht nehmen müßten. Ich wäre glücklich, mit diesem Hinweis Anregung für weitere Ausarbeitungen und Maßnahmen auf diesem Gebiet gegeben zu haben.

Nun kehren wir noch einmal zum Spiegel zurück. Ohne Brille.
Stell Dich so vor den Spiegel hin, daß Du Dich klar erkennen kannst.
Nun geh etwas zurück; bis Du Dich unscharf siehst.
Finde heraus, bei welchem Abstand Dein Spiegelbild gerade eben beginnt, unscharf zu werden. Dort ist Deine Grenze. Dieses Gebiet wirst Du erforschen. Das ist die Grenzlinie, die Du um Dich herum gezogen hast; der Bereich, den Du Schritt für Schritt verändern wirst, indem Du versuchst, Dinge außerhalb der Grenzlinie im unscharfen Bereich klar zu erkennen.
Geh nun wieder dicht an den Spiegel heran. Was für ein Gefühl ist es, sich wieder scharf zu sehen? Beobachte Deine Gefühle, während Du weiterhin darauf achtest, bewußt zu atmen. Laß uns noch einen anderen Satz ausprobieren:
„Ich möchte endlich meine Sehkraft wiederhaben – und klar sehen, was in dem verschwommenen Bereich da draußen los ist."
Sprich diesen Satz ein paar Mal, bis er Dir im Gedächtnis ist. Du kannst die Worte auch ändern oder eigene Worte benutzen, falls Dir das lieber ist. Schau Dir aber dabei in die Augen und sieh, ob Du aufrichtig zu Dir selbst bist, wenn Du diesen Satz sprichst. Glaubst Du Dir? Mußt Du lachen, wenn Du merkst, welche Wirkung die Übung auf Dich hat? Oder ist Dein Gesicht wie versteinert, weil Du Deinen Emotionsfluß blokkierst, um eine gefühlsmäßige Konfrontation mit dem Problem zu vermeiden? Spiele einfach eine zeitlang mit dem Satz. Danach solltest Du eine Pause einlegen und dem Spiegel für eine Weile den Rücken kehren. Denk aber daran, jeden Tag einmal vor den Spiegel zu treten und Dir folgende Fragen zu stellen:
„Welche Probleme habe ich mir durch verschwommenes Sehen aus dem Blickfeld schaffen wollen?"
Und – „Habe ich den Schutz dieser Verschwommenheit noch immer nötig?"

Weitere Übungen vor dem Spiegel

Stell Dich mit geschlossenen Augen vor den Spiegel. Du hast Dein Spiegelbild genau vor Dir, siehst es aber nicht an.
Stell Dir nun vor, Du würdest so weit vom Spiegel entfernt stehen, daß Du Dich unscharf sähest.
Stell Dir Dein Spiegelbild unscharf vor.
Jetzt setze Deine Willenskraft ein, indem Du Dir vorstellt, wie das unscharfe Bild langsam klarer wird, so als würdest Du die Linse einer Kamera scharfziehen – solange, bis Dein Spiegelbild absolut klar ist – wobei Du Dich selbst durch die Linse der Kamera hindurch ansiehst. Laß Dein Spiegelbild Dir zulächeln und Dir zu dieser Leistung gratulieren. Dreh nun die imaginäre Kameralinse zurück, bis Dein Bild wieder unscharf ist, und stelle es danach wieder scharf.
Öffne jetzt die Augen und schau Dein wirkliches Spiegelbild an. Stell Dich so weit entfernt, daß es gerade noch im unscharfen Bereich ist. Konzentriere Dich auf Deine Atmung, bleibe entspannt und sage laut zu Deinem Spiegelbild: „Ich möchte Dich klar und deutlich sehen."
Beobachte, was für Gefühle dabei in Dir hochsteigen. Denk an den alten Grundsatz – achte auf Deine Atmung! Sag ein paar Mal: „Ich möchte Dich klar und deutlich sehen."
Dein Spiegelbild könnte Dir bei dieser Übung Gedanken oder Worte entgegenhalten, nachdem Du zu ihm „Ich möchte Dich klar sehen" gesagt hast. Versuche herauszufinden, ob außer dem Bereich, der wieder klar sehen möchte, es noch andere Bereiche in Dir gibt. Erlaube auch jenen Teilen Deiner Persönlichkeit an die Oberfläche zu kommen und sich auszudrücken.
Geh jetzt einmal ganz dicht an den Spiegel heran. Schau Dir so nah wie möglich einzeln in jedes Auge. Sieh Dir genau den Augapfel an – und die Iris – jenes schwarze Loch, das in direkter Verbindung zum Gehirn steht. Du schaust jetzt tatsächlich mitten in das Zentrum Deines Gehirns hinein. Eine wirklich erstaunliche Fähigkeit des Menschen. Es ist so völlig dunkel da drinnen, so verborgen, geheimnisvoll, nur durch Dein eigenes Inneres zu ergründen – aber unergründbar von außen. Und diese unergründliche, verborgene Wirlichkeit bist Du selbst.

Ein unendliches Wesen. Ein empfindender Mensch. Ein Sehender. Du.

Yoga – Atemmeditation

wir werden jetzt
eine Meditationsart lernen
die uns in Zukunft
als Grundlage
für eine Anzahl weiterer Übungen
dienen wird

der Schlüssel ist wieder die Atmung
und die Konzentration der Vorstellungskraft
auf ein gewünschtes Objekt

Meditation ist eine
Beruhigung der Gedanken
wodurch man sich
in die Lage versetzt
ohne Beurteilung und Analyse
einfach beobachten zu können

zu dieser Ruhe sollte man kommen
ohne sich dahin zu zwingen
oder den Verstand zu blockieren
so daß der Geist
während des Beobachtens
wach und rege bleibt

versuch ob Du Dir
zweimal pro Tag
für fünf Minuten
Zeit nehmen kannst
diese Meditation
vier Wochen lang
durchzuführen

und achte auch
die übrige Zeit hindurch
auf Deine Atmung
gib Dir selbst
die Möglichkeit zu sehen
welcher Teil in Dir
einer Entwicklung
körperlich/geistig/spiritueller Gesamtheit
entgegensteht

beobachte einfach nur
was in Dir abläuft
und Du wirst
von Natur aus
beginnen
Dich zu verändern

setz Dich bequem
am besten
mit locker aufgerichtetem Rücken
an einen ruhigen Ort
wo Du die nächsten
fünf oder zehn Minuten
mit Sicherheit
keinen ablenkenden äußeren Einflüssen
ausgesetzt bist

beobachte eine zeitlang einfach nur
wie Du atmest
und konzentriere Dich
auf diese Kraft
die Dich zum
Einatmen und
Ausatmen zwingt
selbst wenn Du Dich
nicht bewußt anstrengst
zu atmen

dieser innere Antrieb zu atmen
ist jene Kraft
mit der wir uns
von jetzt an
beschäftigen werden

durch Aufmerksamkeit gegenüber
der grundlegenden Quelle
Deiner physischen Abläufe
kannst Du Dich einstimmen
auf die dahinter stehende Kraft
die Dein Leben vorantreibt
und aktiv daran gehen wird
Deine Augen
in ihren ursprünglichen Zustand
zu bringen
wenn Du wirklich vollkommen
dazu bereit bist

laß Deinen Atem
ohne Anstrengung fließen
uns sieh was in den nächsten
fünf Minuten passiert

die Atmung zu beobachten
bringt die Gedanken zur Ruhe
indem man sie
mit Selbstbeobachtung
beschäftigt hält

Deine Gedanken sind mit einer simplen Tätigkeit – zählen – beschäftigt. Und während Du zählst, beobachtest Du gleichzeitig von innen heraus die ungemein subtilen Bereiche Deines gesamten Atemmechanismus.
Zähle jetzt bis zwei, während Du tief und kräftig durch die Nase einatmest. Achte dabei darauf, wie Du nun bewußt Deine Atmung steuerst, statt sie wie bisher passiv zu beobachten. Du setzt nun Deine geistigen Kräfte ein, um im Körper bestimmte Veränderungen zu erzielen. Diese einfache Atemübung dient als Grundlage folgender Übungen, mit denen eine Veränderung der Augen bewirkt wird. Wir erfahren hier einen kontinuierlichen Prozeß. Du benutzt nun Deine Willenskraft, um Deine Atmung in gewünschte Bahnen zu lenken und Dein emotionales Verhalten zu formen. Später wirst Du eine erstaunliche Skala zum Einsatz Deiner Willenskraft zur Verfügung haben; wobei dies alles immer von der gleichen Kraft und derselben Grundübung ausgeht.
Atme so tief wie möglich ein und halte dann den Atem, während Du bis vier zählst, an. Schließe am besten dabei die Augen, so daß Du Dich statt auf die äußere Umgebung besser nach innen konzentrieren kannst.
Atme jetzt aus und zähle dabei bis vier. Drück die Muskeln im unteren Bauchbereich zusammen und presse vollständig alle Luft aus Deinen Lungen heraus.
Bleib, während Du bis vier zählst, in dieser Stellung. Achte darauf, daß wirklich keine Luft mehr in Deinen Lungen ist. Beobachte, ohne zu denken und ohne Urteil, wie Du auf den Zustand völliger Ausatmung reagierst.
Löse jetzt diese Anspannung auf und laß die zusammengepreßten Muskeln sich lockern; Du wirst feststellen, daß Du sofort von selbst und ohne bewußt nachzuhelfen tief einatmest, während Du bis zwei zählst.
Dieses von selbst geschehene Einatmen, das automatisch folgt, nachdem man eine Weile in ausgeatmetem Zustand verharrt, ist der magische Teil dieser Atemübung, weil Du eine Dich ziehende Kraft spürst, die Dich unausweichlich in den nächsten Atemzyklus hineintreibt.
Nun hast Du den ganzen Zyklus vor Dir:
Schnelles Einatmen bis zwei, Atem anhalten bis vier, Ausatmen bis vier und bis vier in ausgeatmeter Stellung bleiben. Du fährst nun einfach damit fort, bewußt zu zählen und auf Deine Körperreaktionen zu achten. Mach diese Übung etwa fünf Minuten lang.

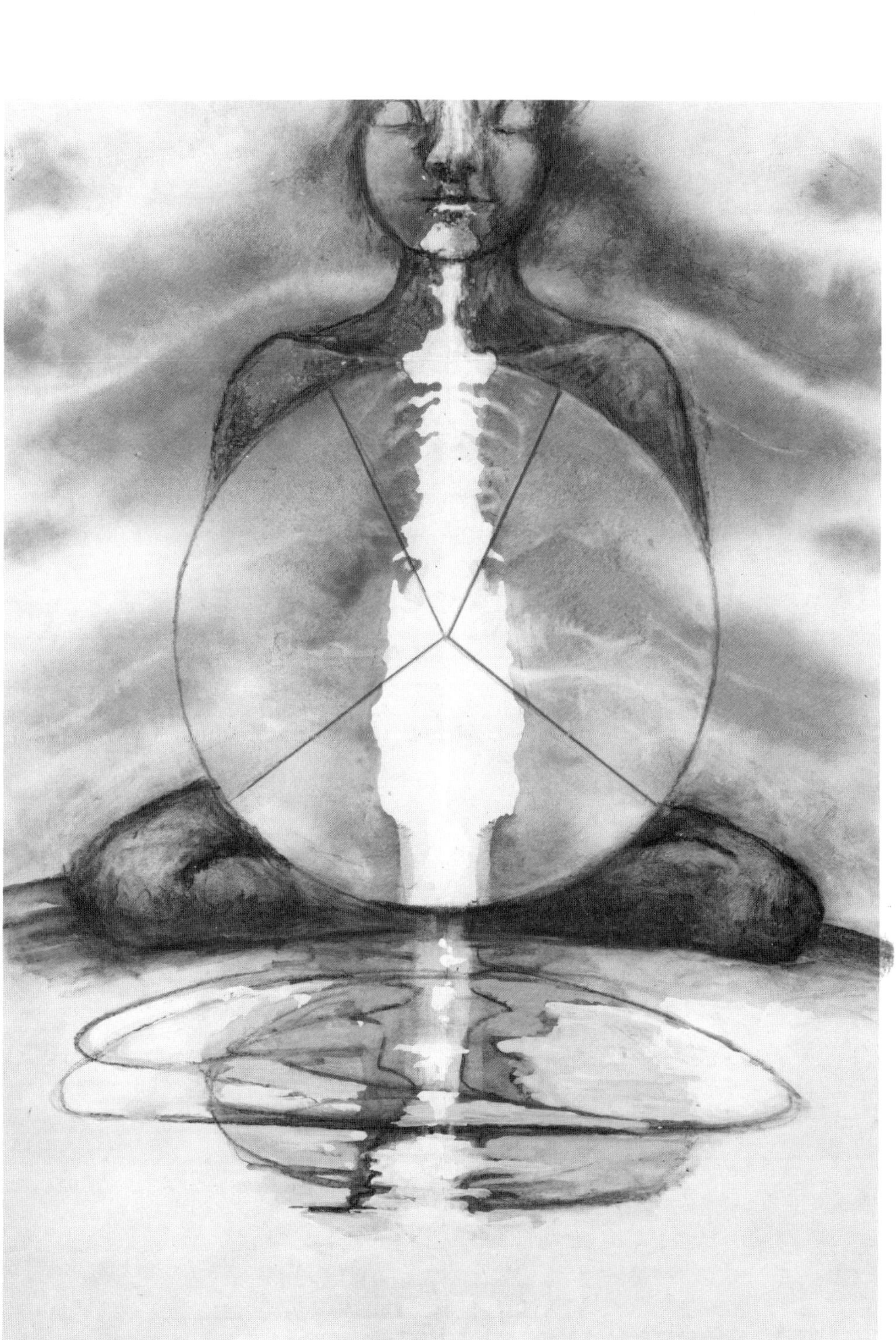

Kapitel 5

Atmen und Gefühle

Die Rolle von Emotionen bei visuellen Funktionsabläufen haben wir bereits besprochen. So ist es an dieser Stelle angebracht, die Hauptübung für die emotionale Selbstbefreiung zu erlernen. Ihre Anwendung verhilft dazu, jegliche Gehemmtheit zu überwinden und im Zuge dessen das normale Sehvermögen schließlich zurückzuerlangen. Diese Übung beruht unmittelbar auf der Behandlungstechnik eines der Pioniere auf dem Gebiet der Psychoanalyse, dem Sigmund-Freud-Schüler Wilhelm REICH. Seine grundlegende Forschungsarbeit, die er in der ersten Hälfte dieses Jahrhunderts zunächst in Österreich (Wien) begann und später in Amerika fortsetzte, ist in weiten Teilen die theoretische Basis des vorliegenden Programms. Seine tiefen Einblicke in die psychischen Mechanismen des Menschen weisen ihn als eine herausragende Forscherpersönlichkeit der modernen Psychologie aus, und während Eures Heilungsprozesses werdet Ihr seine Verdienste gebührend anerkennen lernen.
Die Technik ist ebenso simpel wie wirkungsvoll, obwohl es zunächst nur auf eine Atemübung hinauszulaufen scheint. Doch wußte Reich, wie sehr das Atmen mit emotionaler „Verklemmtheit" und deren Auflösung verflochten ist. Die Konzentration auf den Atem war geradezu sein Schlüssel zum Verständnis der emotionalen Gesamtverfassung einer Person. Deshalb wollen auch wir unser Augenmerk auf die Atemvorgänge lenken.

Emotionale Befreiung

Was besagt der Ausdruck ‚Emotion'? -
Zunächst einmal scheint kein Zusammenhang zwischen dem Tragen einer Brille und Emotionen zu bestehen. Doch bei näherer Betrachtung wird sich die Interdependenz zwischen dem Zustand der Augen und Gefühlen zunehmend unserem Verständnis erschließen.
Die etymologische Wurzel des Wortes ‚Emotion' ist das lateinische ‚motio', was soviel wie Bewegung, Erregung, Affekt bedeutet. Innere Bewegtheit offenbart sich im Äußeren, die inneren psychischen Erregungspotentiale korrespondieren mit dem äußeren Ausdruck der Stimme, der Geste, der Mimik und Körperhaltung. Sinnfälligerweise sprechen wir beim Betrachten einer rührenden Kino- oder Filmszene von einem ‚bewegenden' Augenblick.
In diesem Sinne ist ‚Emotion' eine Bewegung bzw. eine Erregung, die – im Innern entstehend – nach äußerem Ausdruck drängt, eine Kraft bzw. eine Spannung, die sich stets körperlich entladen möchte.
Während meines Studiums der Entwicklungspsychologie und der reich'schen Therapie unterrichtete ich einige Jahre lang vier- bis siebenjährige Kinder. Ihre emotionale Unmittelbarkeit erstaunte mich immer wieder, und tatsächlich habe ich durch diese Beobachtungen mehr als aus irgendetwas anderem gelernt, wie die Blockierungen unserer angeborenen Gefühlskräfte zu den unterschiedlichsten Folgeerscheinungen, so auch zu Sehfehlern führen kann. Ich möchte daher gerne einige dieser Beobachtungen mitteilen, da sie unmittelbar mit dem zusammenhängen, was Ihr mit diesen Übungen aufarbeiten wollt.
Kleinkindern fehlt die Fähigkeit, ein einmal entstandenes Gefühl zu unterdrücken. Wenn Du ein Kind erschreckst, zuckt es zusammen, rollt mit seinen Augen, versteift sich, atmet beschleunigt und beginnt unmittelbar damit, das Gefühl des Erschrockenseins durch Weinen oder Schreien abzureagieren. Das ist ein natürliches Grundmuster der Furcht-Entladung.
Ebenso verhält es sich mit dem Zorn. Wird ein Kind im Krabbelalter an dem gehindert, was es gerade gern tun möchte, zeigt es seinen Ärger direkt durch wütendes und aggressives Verhalten: durch körperliches Sträuben, durch Schimpfen, trotziges Fußaufstampfen oder, wenn all

das nicht hilft, durch markerschütterndes Geschrei. Ähnlich ist es bei der Freude. Das Kleinkind strahlt warmherzig vor überschäumender Energie, gluckst, lächelt und drückt die angenehmen Gefühle, die in ihm aufsteigen, mit vergnügtem Lachen und Gekrähe aus. Entgegengesetzte Empfindungen – Kummer, Gefühle der Verlassenheit etc. – führen zu ebenso unverblümten Gefühlsentladungen: durch Weinen, Schreien, Strampeln etc.

Als menschliche Wesen werden wir mit dem gesamten Repertoire emotionaler Ausdrucksfähigkeit geboren, das sich – bis zum Einsetzen des Sozialisationsprozesses – bei uns allen in einem freien Fluß befindet. Der Körper verfügt über natürliche Mechanismen der Lebensbewältigung, welche jeweils die Energien bereitstellen, die der Körper gerade braucht. Wir haben gesehen, daß die Furchtreaktion nur die erste Hälfte der Überlebensfunktion ist. Sobald der Körper mit einer Gefahr konfrontiert wird, zieht er sich zunächst furchtsam zusammen. Doch folgt darauf als zweite, natürliche Reaktion, diese Spannung durch Aggressions- oder Fluchtverhalten zu entladen.

Wut ist offensichtlich ein Überlebensmechanismus. Der Körper benötigt Nahrung und Wärme, oder was sonst noch zum Überleben nötig ist. Wird das Erreichen dieser elementaren Bedürfnisse vereitelt, entwickelt sich eine enorme Spannung, welche das Lebewesen dazu treibt, die Hindernisse mit aller Kraft zu überwinden.

Wut und Frustration stammen aus der gleichen Quelle. Frustration ist unterdrückter Ärger. Immer dann, wenn der Selbstbehauptungswille blockiert wird, fühlen wir uns bedrückt und frustriert.

Ein Kind nun, das nicht durch den Erziehungsprozess in seinem Selbstbehauptungsdrang gedämpft wird, würde als ‚ungezogen' und ‚frech' gelten. Eine Gesellschaft verlangt die Kooperation der zu ihr gehörenden Individuen und fordert daher von ihnen, selbstsüchtige Strebungen zu unterdrücken, um ihre Kräfte in den Dienst der Gesamtheit zu stellen.

Das Leben im Stammesverband verlangt die Zügelung so vieler natürlicher Regungen des Einzelnen, damit gemeinschaftliches Zusammenwirken gewährleistet ist und langfristige Ziele gemeinsam in Angriff genommen werden können.

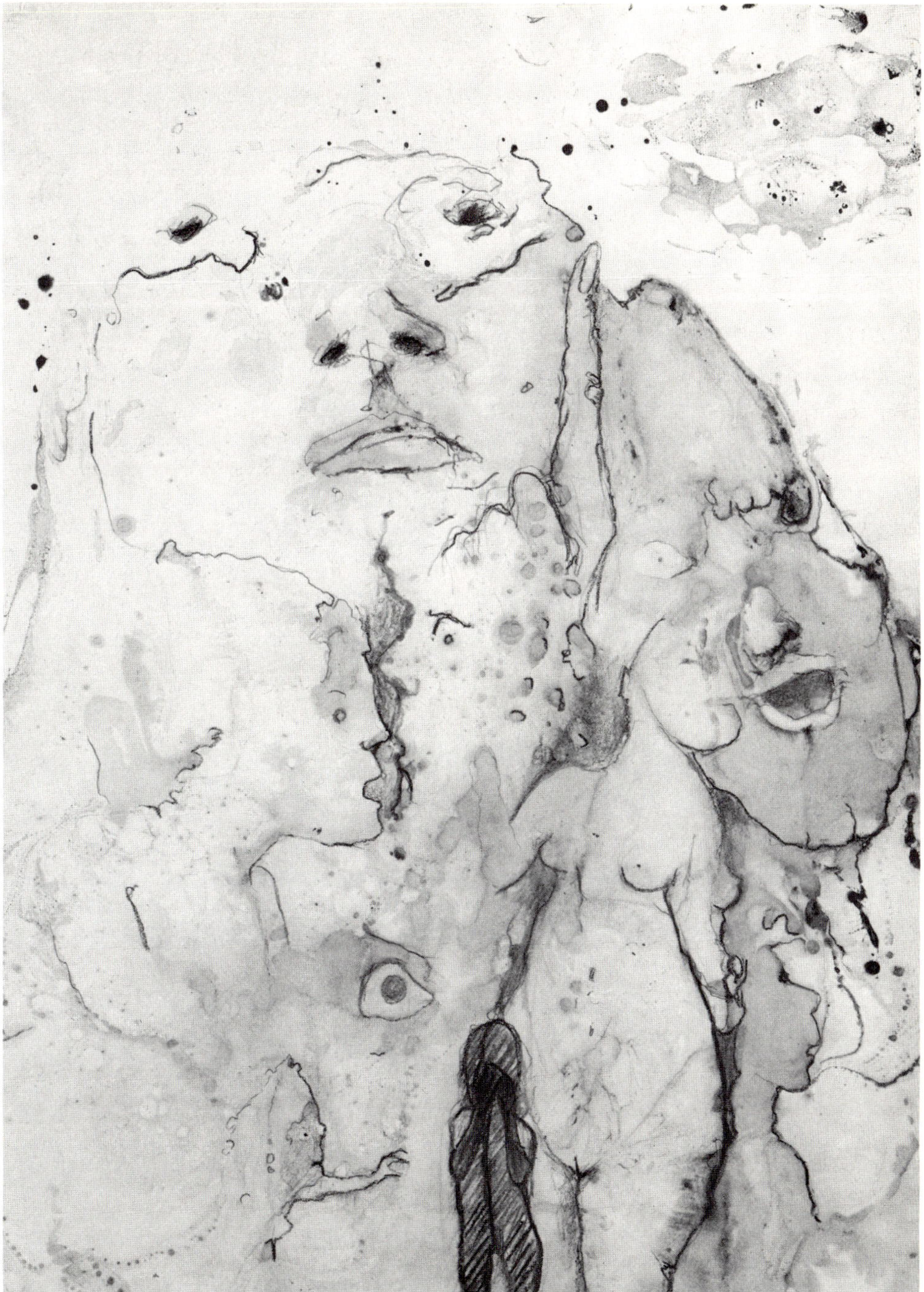

Eltern reagieren oft ärgerlich, weil sie das Gefühl haben, daß ich ihnen die Schuld an den Sehfehlern ihrer Kinder gebe. Das ist aber gar nicht mein Standpunkt. Sozialisation ist schließlich unumgänglich für unser Überleben. Kinder müssen genügend diszipliniert sein und sollten lernen, ihre Emotionen, wenn es die Situation erfordert, zu bändigen. Andernfalls würde unsere Gesellschaft aus den Fugen geraten. Der rapide Fortschritt des Menschen beruht auf seiner Fähigkeit, seine Emotionen zu kontrollieren, Triebverzicht zu leisten und die Primärbedürfnisse auf die Stufe sekundärer Kulturleistungen zu heben.

Dafür zahlen wir jedoch einen hohen Preis.

In unserer christlichen Kultur sind z.B. Haßgefühle verpönt. Laßt uns einmal untersuchen, welche Rückwirkung diese ethische Forderung auf ein Kind hat. Ein Dreijähriger wird wütend, sobald er etwas nicht bekommt, was er haben möchte. Diese Wut richtet sich auf den Elternteil, der ihm die Befriedigung seines Wunsches verweigert. Der Wutausbruch zeigt alle Merkmale des Hasses. Tatsächlich machen ja auch Kleinkinder ihrem Zorn oft Luft, indem sie auf den Boden stampfen, brüllen oder gar schreien: „Ich hasse Dich! – Ich hasse Dich!".

Sie haben eine solche Entladung keineswegs bewußt herbeigeführt, es geschieht ihnen halt. Unbedacht entladen sie ihre emotionalen Regungen in Explosionen von Wut, Haß, Traurigkeit oder Fröhlichkeit.

Was aber geschieht, wenn sie sich ihren Eltern oder anderen Erwachsenen gegenüber in derart ungehemmter Weise emotional ausdrücken?

Die Folge ist Bestrafung.

Auf die eine oder andere Art werden Kinder bestraft, wenn ihre ungestümen Gefühlsausbrüche nicht in die Situation zu passen scheinen. So lernen sie frühzeitig, daß der spontane Ausdruck von Gefühlen Bestrafung nach sich zieht und Angst entsteht. Das Kind verinnerlicht, daß Gefühlsentladungen unerwünscht sind und durch verschiedenste Methoden geahndet werden, sei es physisch durch Schläge oder etwas subtiler durch Liebesentzug bzw. den Verlust materieller Zuwendungen.

Ist Dir nicht auch so etwas passiert?

Die als ungebührlich betrachtete Gefühlsentladung ist so häufig mit Schmerz, Demütigung und sonstigen Unannehmlichkeiten verbunden, daß der Organismus daraufhin Methoden findet, diese Urenergie schon an ihrer Quelle zu blockieren. Diese Problematik trifft den Kern dessen, was unsere Sehfehler verursacht hat.

Es ist wichtig sich zu vergegenwärtigen, daß der menschliche Organismus eine einmal in Gang gesetzte Spannungsentladung nicht plötzlich wieder aufhalten kann. Wenn Du mit einer Situation konfrontiert bist, in der Du kämpfen möchtest, aber aus Angst vor den Konsequenzen Deine Wut und Deinen Selbstbehauptungswillen niederringen mußt, dann ist es beispielsweise unmöglich, die von Deinem Gehirn ausgesendeten Kampfimpulse zu löschen. Deine Muskeln haben den Befehl, zu kämpfen, bereits empfangen. Alles was Du tun kannst ist, sofort einen gleich starken, gegengerichteten Befehl auszusenden, um den Impuls zu neutralisieren.

An dieser Stelle ist es äußerst wichtig zu sehen, wie sich nicht abreagierte Spannung künstlich akkumuliert!

Wir alle wissen, wie einem zumute ist, wenn man mit unterdrückter Wut im Bauch umhergeht: Du bist von diesem Gefühl angefüllt und spürst den Druck in Dir, während Du gleichzeitig seinen physischen Ausdruck unterbindest.

Emotionen sind ganz einfach Energien, nicht etwa Gedanken. Gedanken können zwar Gefühle erzeugen, doch das Wesen der Emotion ist, daß in uns Spannungen wirken, die die Tendenz haben, sich über körperliche Bewegungsabläufe zu entladen. Gefühlsentladungen haben stets mit körperlichen Vorgängen zu tun.

Wir haben bisher einen wichtigen emotionalen Aspekt unerwähnt gelassen, nämlich inwiefern die Augen als Medium von Gefühlsentladungen fungieren.

Ist das menschliche Auge, das den Zugang zur Außenwelt verschafft, auch gleichzeitig ein Instrument, mit dem sich Gefühlsenergien entladen lassen? – Bisher ist kein wissenschaftliches Meßinstrument in der Lage, Energieströme zu registrieren, die den Augen entspringen. Meines Erachtens gibt es aber absolut keinen Zweifel darüber, daß Gefühlsentladungen den Augen entströmen können.

„Wenn Blicke töten könnten.“
„Ihre Augen strahlten vor Liebe.“
„Zorn blitzte in seinen Augen auf.“
„Schau mich nicht so an!“

Diese Ausdrücke belegen: Augen drücken Gefühle aus. Das bedeutet, daß den Augen emotionale Energie entströmt, auch wenn wir sie bisher noch nicht registrieren und messen können.
Habt Ihr den Eindruck, daß das stichhaltig ist?
Erwägt es zumindest sorgfältig, weil die Folgerungen für Eure Augen wirklich wichtig sind.
Soweit ich den Vorgang verstehe, ist die Blockierung dieser emotionalen Primärenergie, welche den Augen natürlicherweise bei jeglicher gefühlsmäßigen Aktivität entströmen sollte, einer der Hauptgründe für Sehstörungen. Man hält mir freilich oft vor, daß dieses Konzept, anstatt sachlich begründbar, eher unsinnig, okkultistisch und unwissenschaftlich sei. Ich bin allerdings sicher, daß es stimmt – und ich weiß, daß es funktioniert.
Menschen unterliegen ständig emotionalen Regungen. Wenn diese unbehindert bleiben, müßten unablässig Energieströme aus den Augen fliessen. Dieser Energiefluß wäre Quelle der Anregung und Ernährung der Augen. Solche Augen sind vital, lebhaft, glühend, glänzend, funkelnd, munter, warm und liebevoll – es lassen sich beliebig viele Attribute hinzufügen. Bedingung dafür ist jedoch, daß sie ständig von Energie durchströmt werden. Wird diese Energie jedoch blockiert, dann erscheinen die Augen auch matt, trübe, leer usw. Stimmt das etwa nicht?! – Wenn die Wissenschaft es auch nicht beweisen kann, sachliche Beobachtung und gesunder Menschenverstand vermögen es mit Selbstverständlichkeit.
Meine Prämisse lautet: Wenn Du als Kind bestraft wurdest für Gefühle, die sich in Deinen Augen ausdrückten, wenn Regungen von Wut, Haß oder auch nur das Bedürfnis nach Intimität, das sich ebenfalls an Deinen Augen ablesen ließ, häufig zu negativen Reaktionen der Bezugspersonen führten, hast Du an irgendeinem Punkt damit begonnen, die Deinen Augen entströmende Energie zu dosieren, zu kontrollieren und so gleichsam zu verschleiern, um auf diese Weise der Bestrafung zu entgehen, die erfahrungsgemäß auf den visuellen Ausdruck von Gefühlen folgte.

Die Unterbindung dieses natürlichen Energieflusses führte zu Deinen Sehstörungen.
Wie denkst Du darüber?
Was hälst Du umgekehrt von den Blicken anderer Personen? Wir alle haben schon Mütter gesehen, die ihr Kind allein durch strenge Blicke zu bändigen verstanden. Schickt denn diese Mutter nicht echte Energie durch ihre Augen hindurch, die in das Auge des Kindes eintritt und dessen Gemüt so berührt, daß es mit Furcht reagiert? Und müßte dieses Kind nicht irgendeinen Abwehrmechanismus entwickeln, um den Input negativer emotionaler Energien blockieren zu können? Tragen wir nicht alle Scheuklappen, die uns bedrohlich erscheinende Blickkontakte ersparen sollen?
Selbst wenn es um Liebe geht, sind wir scheu und verschreckt angesichts des überwältigenden Energiestroms, den Liebe auslöst. Die Augen von Liebenden – sind sie nicht herrlich! Sie sind so voller Stärke. Gibt es dort nicht irgendetwas, was in diesen Augen vorgeht? – Wird dort nicht emotionale Energie – in glutvoller Leidenschaft – von einem Herzen zum anderen „verschossen"?
Was für eine wunderschöne Dimension des mitmenschlichen Kommunizierens ist doch diese visuelle Interaktion.
Wie traurig hingegen ist doch der Umstand, daß wir sowohl das nach außen gerichtete Strömen des Gefühls durch die Augen eindämmen müssen als auch meinen, uns vor der Zudringlichkeit anderer Augen wappnen zu sollen. Schließlich geht mit dem Erlöschen der emotionalen Ausdruckskraft unserer Augen der Verlust unserer grundlegenden Vitalität einher.
Daher bin ich sicher, daß Deine Augen nur geheilt werden können, wenn Du die Fähigkeit zurückgewinnst, mit Deinen Augen emotionale Energie auszusenden und zu empfangen.
Wir sind jetzt im Zentrum unserer Nachforschungen.
Du kannst Augenübungen machen, bis Du blau wirst, ohne dabei auch nur irgendetwas zu erreichen. Einzig durch die Aktivierung der Gefühlsenergien, welche die Augen erst vitalisieren, kann Heilung stattfinden. Das ist meine feste Überzeugung.
Ich bin mir der Tatsache bewußt, daß die Ideen, die ich vortrage als esoterisch, dichterisch und jeglicher wissenschaftlichen Grundlage entbehrend angesehen werden können. Für mich sprechen wir jedoch über

physische Realitäten – insoweit nämlich, als Energie ein physikalischer Tatbestand ist. Die Energie, die unser Körper erzeugt, ist nicht weniger real, als die elektrische Energie eines Dynamos. Niemand weiß wirklich, wie Elektrizität erzeugt wird, noch was sie im Eigentlichen ist. Und unsere Gefühlsenergie ist noch viel subtiler als etwa der Lichtstrahl eines Blitzes. So haben wir es garnicht nötig, unsere Gefühlsenergie auf der Couch des Analytikers zu explizieren.

Das schließt jedoch nicht aus, daß wir – Beobachtungsgabe und gesunden Menschenverstand nutzend – diese Energie zu Heilungszwecken verwenden können.

Wenn wir uns damit befassen, wie der Körper den Fluß der Emotionen blockiert, untersuchen wir zugleich die Furchtreaktion. Darum beharre ich so sehr darauf, daß wir diese Furchtreaktion im Auge behalten, uns ihr stellen und langsam lernen, die Furcht aufzulösen und diese gestaute Energie in Selbstbehauptung, seelische Dynamik, scharfes Sehen und visuelle Heilungsprozesse umzusetzen.

Laß' Dir Zeit mit diesen Vorstellungen und diesen Übungen. Gib Dir eine Chance herauszufinden, was für Dich wahr – und praktikabel ist. Gib Dich dabei nicht Deinen Abwehrmechanismen hin, sondern sammle Dich in vorurteilsfreier Beobachtung.

Knie und Sehen

An dieser Stelle möchte ich eine sehr interessante Beobachtung mitteilen, die ich, ebenso wie viele an W. Reich orientierte Therapeuten, häufig mache: Vor allem kurzsichtige Leute neigen dazu, mit dicht zusammengehaltenen Knien, als seien sie leicht aneinandergebunden, zu stehen. Ist es bei Dir auch so? Behalte Dich im Auge, beobachte Dich, wenn Du stehst. Sind Deine Knie leicht gebeugt oder dicht aneinander?

Die erste Reaktion eines erschrockenen Kindes ist es, den Körper zu versteifen, die Knie aneinanderzupressen, die Kinnlade herunterfallen zu lassen und die Augen aufwärtszurollen, um den ängstigenden Anblick abzuwehren.

Diese Furchtreaktion ist von einer totalen Körperspannung begleitet. Das Atmen erstarrt, die Brustmuskulatur versteift sich, während sich die Kehle verengt.

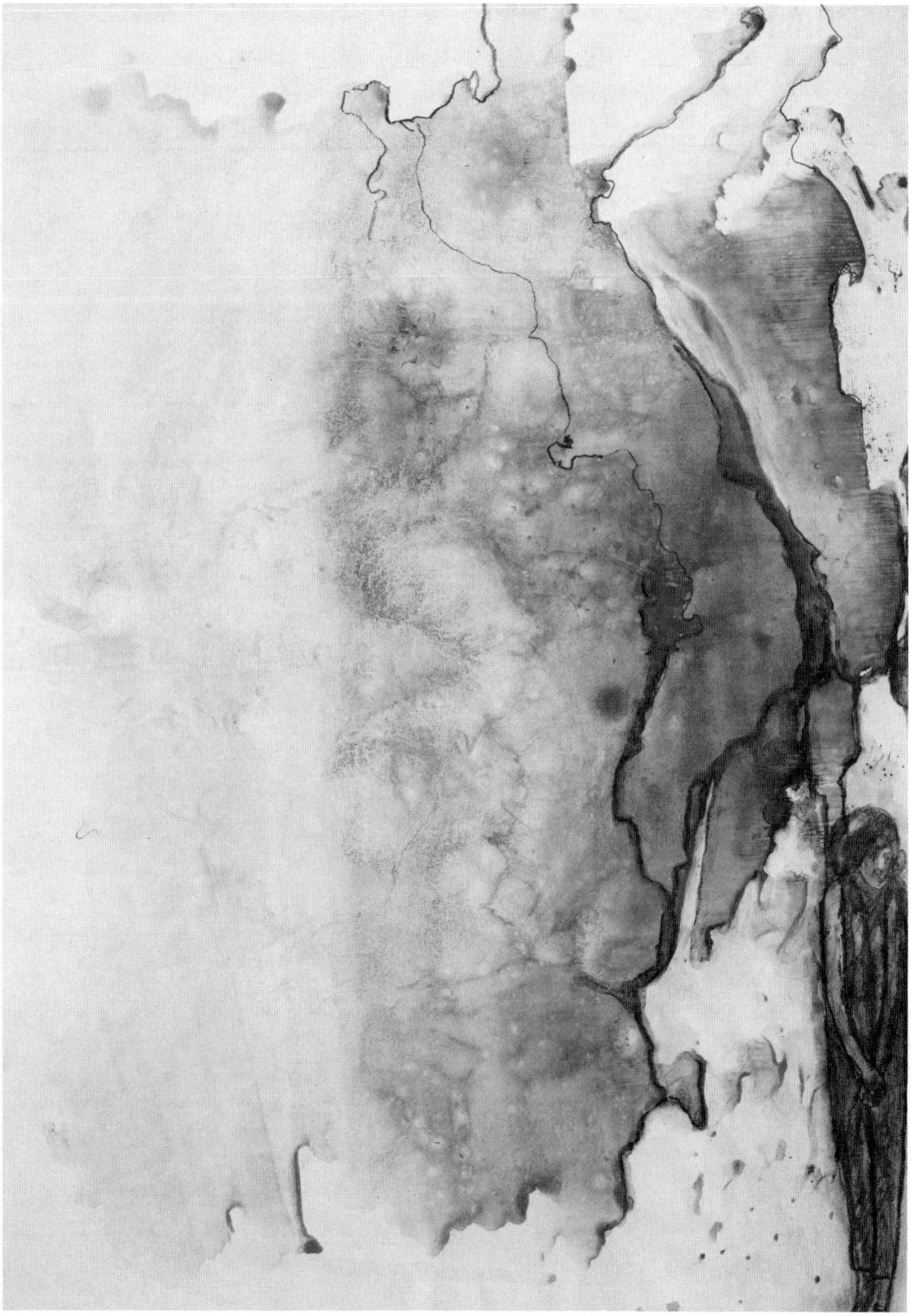

Anschließend reagiert das Kind seine Furcht mit einem Schrei und aggressivem Verhalten ab; die Entladung der Furcht setzt enorme Kräfte frei. Die meisten von uns hingegen sind schon beim ersten Anzeichen von Furcht chronisch verspannt, blockiert und unfähig, diese in eine Entladung umzusetzen.
Ich weise Dich lediglich auf diesen Umstand hin und empfehle Dir, Dich einmal daraufhin zu beobachten: ob Deine Knie zusammengepreßt sind, Dein Atmen erstarrt ist und Deine Augen sich heraufrollend gegen die Außenwahrnehmung wehren wollen.
In unseren tiefsten Schichten sind wir ebenso verängstigt wie Kinder – und die Welt, in die man hineingeboren wird, ist ja auch in vielerlei Hinsicht erschreckend. Überall lauern Gefahren. Was sind das nicht für furchterregende Dinge, die unsere Eltern uns heutzutage schon mitgeben: Atomkrieg, Krebs, wirtschaftlicher Ruin, Verkehrsunfälle etc. – Diese Gegenstände der Furcht lassen sich weder durch Fortlaufen noch durch aggressives Verhalten bewältigen, wie es eigentlich unserer psycho-physischen Veranlagung entsprechen würde.
Es ist daher wahrlich kein Wunder, daß soviele Kinder mit Sehstörungen aufwachsen.
Wir sind jedoch dazu herausgefordert, darüber hinauszuwachsen. Indem wir unserer Furcht ins Auge sehen, können wir die frühkindlichen Prägungen, die unsere Fähigkeit zur aktiven Lebensbewältigung beeinträchtigen, ein für allemal überwinden.
Was tust Du, wenn Du merkst, daß gerade ein Baum auf Dich herabstürzt?
Erstarrst Du vor Schreck – mit der traurigen Konsequenz, erschlagen zu werden, oder setzt Du den ersten Schreck angesichts der Gefahr in eine rasche Fluchtbewegung um?
Ja, Bewegung ist alles! – Dynamische Bewegungsabläufe gehören zu der Natur unseres Wesens. Wenn sie erstarren, hören wir auf zu sein. Der Sinn des Lebens liegt darin, uns in aktiver Bewegung zu erfahren.

Ziehe Dich in einen ruhigen Raum zurück, das Schlafzimmer vielleicht. Eventuell anwesende Freunde setze ins Bild, daß Du Dich zu einer emotionalen Entspannungsübung zurückziehen möchtest und sie sich durch Schreien, Rufen oder Brüllen von Dir nicht irritieren lassen sollen. Komischerweise neigen wir dazu, auf Gefühlsäußerungen unserer Freunde mit Besorgnis zu reagieren, während doch viel eher Grund zur Sorge bestünde, wenn sie unfähig wären, ihren Gefühlen Ausdruck zu verleihen. Die emotionale Entäußerung, das Fließen des Gefühls, ist ein durchaus positives Ereignis. Doch leider assoziieren wir Gefühlsentladungen gewohnheitsmäßig mit Furcht.

Beruhige also Deine Freunde und mache ihnen klar, daß Du zum gegenwärtigen Zeitpunkt keinerlei Hilfe bedarfst. In einer späteren Übung wirst Du mit einem Freund zusammenarbeiten, um Dir weitere Bereiche dieser Technik zu erschließen. Der erste Schritt aber vollzieht sich in privater Abgeschlossenheit.

Trage legere Kleidung, oder auch keine, und lege Dich auf einer Decke auf den Fußboden, oder rücklings bequem aufs Bett.

Vielleicht möchtest Du vorher die Dehnungs- und Hüpfübung machen, um Deinen Körper energetisch aufzuladen und den Atem zu lösen. Zur Erhöhung Deines Energieniveaus würde auch die Holzhackerübung überaus gut geeignet sein.

Während Du nun auf dem Rücken liegst, winkle die Knie so an, daß die Füße flach auf dem Boden bzw. dem Bett aufliegen. Diese Stellung fördert den Fluß der Energie mehr, als wenn die Beine ausgestreckt wären. Die Arme liegen bequem an den Körperseiten.

Zur stärkeren Anspannung simuliere mit Armen und Beinen Laufbewegungen. Atme durch den Mund und rolle den Kopf von einer Seite zur anderen. Versuch's mal! – Je größer die Anspannung ist, die Du so erzeugst, desto effektvoller wird die Übung sein.

Darauf verlangsame das „Laufen“ und halte schließlich ganz an.

Fahre fort, durch den Mund zu atmen und schließe Deine Augen.

Was geschieht? –

Was für Reaktionen entdeckst Du an Dir bei diesem Übungsabschnitt? Wir alle haben starke Abwehrmechanismen gegen das Öffnen unserer emotionalen Schleusen. Furcht und Kummer möchten wir nicht fühlen

und verdrängen daher solche Regungen. Die Trübung unseres Sehvermögens geht auch auf diesen Mechanismus zurück, nicht wahr. Du hälst Deine Gefühle nieder, vermeidest sie und gaukelst Dir vor, daß sie – solange sie nicht offen zutage treten – überhaupt nicht existieren.
Nun jedoch durchbrichst Du die gewohnten Verhaltensmuster. Du beginnst, offen auf Deine Empfindungen zuzugehen, willst mit Deinen Gefühlen Kontakt aufnehmen und wist so in die Lage versetzt, Deine Spannungen in einer ebenso sicheren wie wirkungsvollen Weise abzubauen.
In dieser Übung hast Du nur die eine schlichte Aufgabe: Atme lediglich durch den Mund und – während Du auf Dein Atmen achtest – laß' die aufsteigenden Erfahrungen auf Dich einwirken. Du wirst feststellen, daß Dein Verstand Dich auf jede erdenkliche Weise davon abzulenken versucht. Anfangs wird es Deinem Verstand gelingen, Dich vor dem Aufsteigen dieser Gefühle scheinbar zu verteidigen. Nach einigen Sitzungen jedoch wirst Du gelernt haben, Dich auf Dein Atem konzentriert zu halten. Zu Beginn übe einfach, ruhig durch den Mund zu atmen.
Nach all diesen Hinweisen auf die emotionale Entspannung, die mit dieser Übung erreichbar ist, wird manch einer von Euch vielleicht in den ersten Übungsgängen wenig oder gar nichts spüren. Vielleicht hast Du Deine Verklemmungen und die verdrängten Gefühle aus Kindertagen schon aufgearbeitet, so daß Du diese Übung nicht besonders nötig hast. Oder aber Du hast einen so gut funktionierenden Abwehrmechanismus, daß Du tatsächlich keine Ahnung von Deinen tiefen emotionalen Spannungen hast. Oder – und das kommt oft vor – Du bist einfach nur vorsichtig und gehst die Übung behutsam an.
Laß' Dir ruhig Zeit. Keine übertriebenen Erwartungen!
Experimentiere einfach und achte darauf, was sich in Dir tut, wenn Du Dich körperlich auflädst und dann daliegst und durch den Mund atmest. Urteile über die Relevanz dieser Übung für Dich aber bitte erst, wenn Du mindestens fünf Übungsgänge durchgeführt hast.
Auf folgende Faktoren solltest Du besonders achten.
Die Kinnlade. Deine Kinnlade ist gewissermaßen Deine Eingangstür. Wenn Du – als Kind – verhindern wolltest, Gefühle mit Stimmkraft auszudrücken, dann kam Dir die Kinnlade zuhilfe. Daraus entwickelte sich die Gewohnheit, die Kinnlade mit aufeinandergebissenen Zähnen ge-

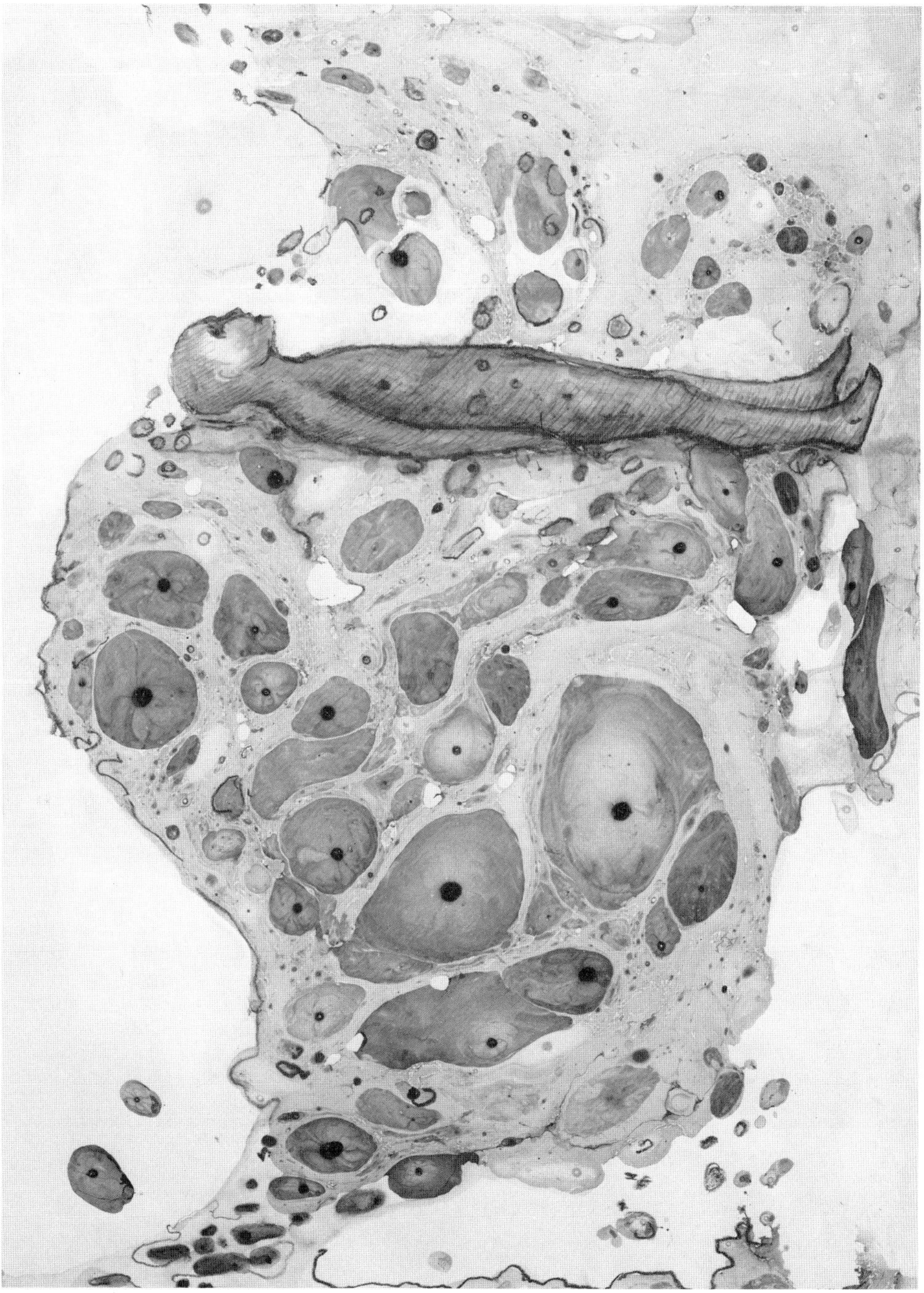

schlossen zu halten. Als kleines Kind brachen oft überraschende Ausbrüche des Brüllens und Schluchzens aus Dir hervor. Folgen solcher emotionaler Entladungen waren Strafen oder Demütigungen. Um zu vermeiden, daß Dir Deine Emotionen Strafen eintrugen, hast Du eine chronische ‚Verbissenheit' Deiner Kinnlade entwickelt, die Deine Eingangstür für immer verschloß.

Was für Gefühle spürst Du in Dir, wo Du jetzt mit geöffnetem Mund atmest? – Einige Leute haben große Schwierigkeiten, so zu atmen, obwohl doch der natürlich entspannte Kinnladen-Muskel dazu führt, daß der Mund offen steht.

Wiederum, wir achten lediglich darauf, wie wir funktionieren. Wir versuchen nur, etwas über uns zu erfahren, nicht uns zu ändern. Du bist dabei, Dich selbst kennenzulernen. Behutsam lüften wir die Scheuklappen der Kindheit, um als Erwachsene zu schauen, was uns als Kind so sehr geängstigt hat. Nur wenn Du wagst, hinzuschauen und Dir klarmachst, was die Furcht Deiner Kindertage ausmachte, wirst Du wirklich ernsthaft danach streben, Deine verschwommene Sicht aufzuklären und wieder deutlich zu sehen. Es ist nötig, daß Du schlicht auf das blickst, was durch Verschwommenheit aus der Wahrnehmung verdrängt werden sollte.

So atmest Du tief durch den Mund und spürst, was sich mit Deinem Atem tut, wenn er sich entfalten darf. Du beobachtest, wie plötzlich emotionale Spannung zu fließen beginnt, wenn Du ihr diesen Spielraum einräumst und Dir die bewußte Erlaubnis dazu gibst.

Sollte in Dir Ärger auftauchen, stampfe ruhig mit den Füßen und schlage kräftig mit den Händen auf den Boden. Schrei heraus, was immer Dir in den Sinn kommt. Laß' so richtig Dampf ab! Stelle Dir deutlich die Personen vor, die diesen Ärger ausgelöst haben und agiere die Aggressionen aus, die Du in der Vergangenheit immer ängstlich unterdrückt hast. Laß' die Emotionen fließen!

Häufig ist das erste Gefühl, das bei dieser Übung aufsteigt, eine unklare Traurigkeit und Niedergeschlagenheit. Was tut sich, wenn Du dieses Gefühl erlebst? Achte darauf, wie sich Deine Kehle zuschnürt, um die Emotionen zu unterbinden, wie Dein Atmen erlahmt, wie Du Deine Trauer herunterwürgst und Dir Deine Tränen verbeißt. Achte auf diese Vorgänge. Es ist faszinierend, wie wir emotional reagieren. Und es ist schon eine Schande, daß wir nie gelernt haben, uns positiv auf die Gefühle unseres Körpers einzustellen. Riesige Mengen an Fachwissen werden uns eingetrichtert, aber nichts erfahren wir darüber, wie wir gefühlsmäßig funktionieren. Höchste Zeit, das zu ändern. Damit fangen wir gleich bei uns selbst an. Entdecke, in dieser sicheren Übungssituation, wie Du gefühlsmäßig funktionierst.

Natürlich kommen wir bei diesen Untersuchungen irgendwann an einen Punkt, wo wir uns damit auseinandersetzen werden, welche emotionalen Panzerungen, Verklemmungen und welche Furchterlebnisse aus Kindertagen einen Einfluß auf unser Sehvermögen hatten.

Dann ohne, daß Du auch darüber nachdenkst, wirst Du plötzlich genau der Realität gegenüberstehen, die vor langer Zeit durch verschwommenes Sehen ausgelöscht werden sollte. Dies ist das eigentliche Ziel dieser Übung, aber es muß nicht unbedingt schnell zu erreichen sein. Erst wenn Du andere, weniger furchteinflößende Emotionen in Dir entdeckt hast, wirst Du zunehmend fähig werden, die eigentliche Ursache Deiner Sehschwäche aufzudecken.

Es dürfte inzwischen deutlich geworden sein, daß dieser emotionale Aspekt Deines Lebens ein ganz entscheidender Faktor für Deine verschwommene Sehweise ist. Lebende Organismen sind von Natur aus reaktiv. Sie haben eine Lebenskraft in sich, die auch ausgelöscht werden kann. Und da gibt es Gefahren, die diese Lebenskraft bedrohen. Die Fähigkeit, Gefahren zu meiden, ist lebensnotwendig für jedes tierische Leben auf diesem Planeten. Die Furchtreaktion ist entscheidend für das Überleben. Das Problem besteht darin, daß unsere Kultur besonders in den letzten zwei Jahrhunderten so stürmische Fortschritte machte, daß unsere natürlichen körperlichen Reaktionen vergleichsweise ‚altmodisch' sind und daher zu Über- oder Falsch-Reaktionen bei ‚modernen' Gefahren führen. Wir finden uns Risiken ausgesetzt, die man nicht mehr auf die gute alte Art durch Flucht oder Angriff aus der Welt schaffen kann. Da bleibt uns eigentlich nur, sie wenigstens durch verschwommenes Sehen aus der Wahrnehmung zu bannen – und genau das haben wir alle als Kinder getan.

Jetzt aber, als Erwachsene, können wir uns diesen verdrängten Furchtinhalten bewußt stellen, ihnen ‚ins Auge blicken' und uns regen. Furchterlebnissen aber, wie der Gefahr eines Atomkrieges, stehen wir so hilflos gegenüber, daß die meisten von uns gelernt haben, sie einfach aus dem Bereich der Möglichkeiten zu verbannen. Wir können nichts dagegen tun. Wir können davor nicht weglaufen. Wir können diese Gefahr nicht durch Angriff beseitigen – so haben wir sie hauptsächlich aus dem Bereich des Vorstellbaren ausgelöscht.

Jeder Zeitgenosse unter 35 Jahren steht seit seiner Geburt unter dem Damoklesschwert des nuklearen Holocaust. Wie reagieren kleine Kinder darauf, wenn sie erfahren, daß in jedem Augenblick ein plötzlicher, alles auslöschender Blitz sie blenden und töten kann? Liegt da nicht einer der Hauptgründe für das plötzliche, zunehmende Auftreten von Kurzsichtigkeit unter kleinen Kindern?

Vielleicht müssen die Kinder eine Realität in die Verschwommenheit verbannen, die jeden Moment den äußersten Albtraum Wirklichkeit werden lassen kann. Als Erwachsene aber sollten wir uns den Gefahren stellen, sie klar ins Auge fassen, uns ihrer stets bewußt bleiben und alles tun, um sie zu vermeiden – oder es gibt keine Chance, ihnen zu entgehen. Wenn wir uns der Gefahr nicht stellen, sie klar sehen und sachgerecht darauf zu reagieren, verhalten wir uns nicht besser als Wilde, die starr vor Schreck ihre Hände vor die Augen pressen, um den Anblick des angreifenden Löwen zu bannen. Sieh der Gefahr ins Auge – und handle!

Diese einfache Atemübung hat also weitgehende Implikationen. Wir müssen diese kindische Reaktion, durch unklares Sehen Gefahren zu meiden, überwinden, damit wir als Erwachsene den Wesenskern unserer Situation erkennen und dann emotional frei genug sind, um die Energiereserven zu mobilisieren, die zur zweckmäßigen Abwehr der Gefahr erforderlich sind.

Mit dieser Übung entdeckst Du, wie Du gefühlsmäßig funktionierst. Du beschränkst Dich darauf zu beobachten, wie Gefühle auftauchen und manifest werden. Du legst eine Menge alter Scheuklappen ab, damit Du in der Gegenwart wirkungsvoller sehen kannst.

Interessanterweise wirst Du feststellen, daß oft genug auch durchaus positive Gefühle in Dir auftauchen. Allzu oft neigen wir dazu, nur auf die negativen verdrängten Gefühle in uns zu achten. Wir müssen verstehen, daß wir – wenn wir negative, schmerzhafte Gefühle verdrängen – ebensogut auch positive Gefühle verdrängen. Daher machst Du Dich in demselben Grade, in dem Du für deine verdrängten negativen

Gefühle offen wirst, auch frei für positive Gefühle wie Freude, Lachen, Liebe, Hoffnung, Lebensfreude. Du kannst die eine Seite der Medaille nicht ohne die andere bekommen. Von Natur aus sind wir eine ganze Palette von Gefühlen – und alle sind gültig, nicht wahr.
Erfreue Dich also an dieser Übung, lerne aus ihr und sieh', was es zu sehen gibt.

Kapitel 6

Die Geste der Begrüßung

Diese Übung gehört mit der Zentrierübung und der noch folgenden „Kreisförmigen Begrüßung" zum Kern dieses Programms. Es ist ein Heilungsritual, das ich vor Jahren entwickelt habe und in dem verschiedene Übungen und unterschiedliche Traditionen zusammenfließen. Ich benutze bewußt das Wort Ritual, um deutlich zu machen, daß wir in dieser Übung nicht nur psychologische und optometrische Gesichtspunkte mit einbeziehen wollen, sondern daß wir darüber hinaus verstärkt die subtileren Schichten und Ebenen zur Wiederherstellung der Sehkraft in ihrer möglichen Tiefe zu erfassen versuchen. Dieses Heilungsritual könnte daher für Dich zu einer der wichtigsten Übungen werden, um Dein geschwächtes Heilungspotential zu aktivieren und um die Augen wieder ihre ursprüngliche Gestalt annehmen zu lassen.

Wenn Du eine oder zwei Wochen Dich besonders auf diese Übung konzentrieren könntest, um sie in ihren verschiedenen Dimensionen erfahren zu können, so wäre das sehr hilfreich. Alles, was Du bislang in diesem Programm gelernt hast, soll in dieser Übung zusammenfließen. Der Übungserfolg wird daher auch davon abhängen, wie sehr es Dir bislang gelungen ist, Deine gesammelte Aufmerksamkeit und persönliche Kraft zu den Augen zu lenken.

Wenn Du Dich zu Beginn dieser Übung gelangweilt fühlst, uninteressiert bist am weiteren Fortgang, oder irgendwie noch abwehrend und nicht sonderlich motiviert, Dich schon wieder weiter zur nächsten Übung zu bewegen, so dränge Dich bitte auch hier zu nichts, sondern kehre dann lieber für eine Weile zu den früheren Übungen zurück und warte, bis Du ein stärkeres Interesse und den festen Wunsch spürst, mit der Übung wirklich zu beginnen.

Am Anfang der Übung stehst Du locker aufgerichtet da, die Füße fest am Boden und etwa 45 cm auseinander. Während Du die Knie leicht beugst, kannst Du spüren, wie sich Fußknöchel, Knie und Oberschenkel anzuspannen beginnen. Diese Übung hat zwei Phasen, und in der jetzt folgenden ersten Phase geht es zunächst einmal darum, beim Atmen und in den Muskeln ein Höchstmaß an Kontraktion zu bewirken.

Du beginnst langsam auszuatmen, spannst die Bauchmuskeln, besonders die unteren Bauchmuskeln und die der Leistengegend, an, und läßt soviel Luft aus den Lungen heraus, wie nur eben möglich. Lehne Dich da-

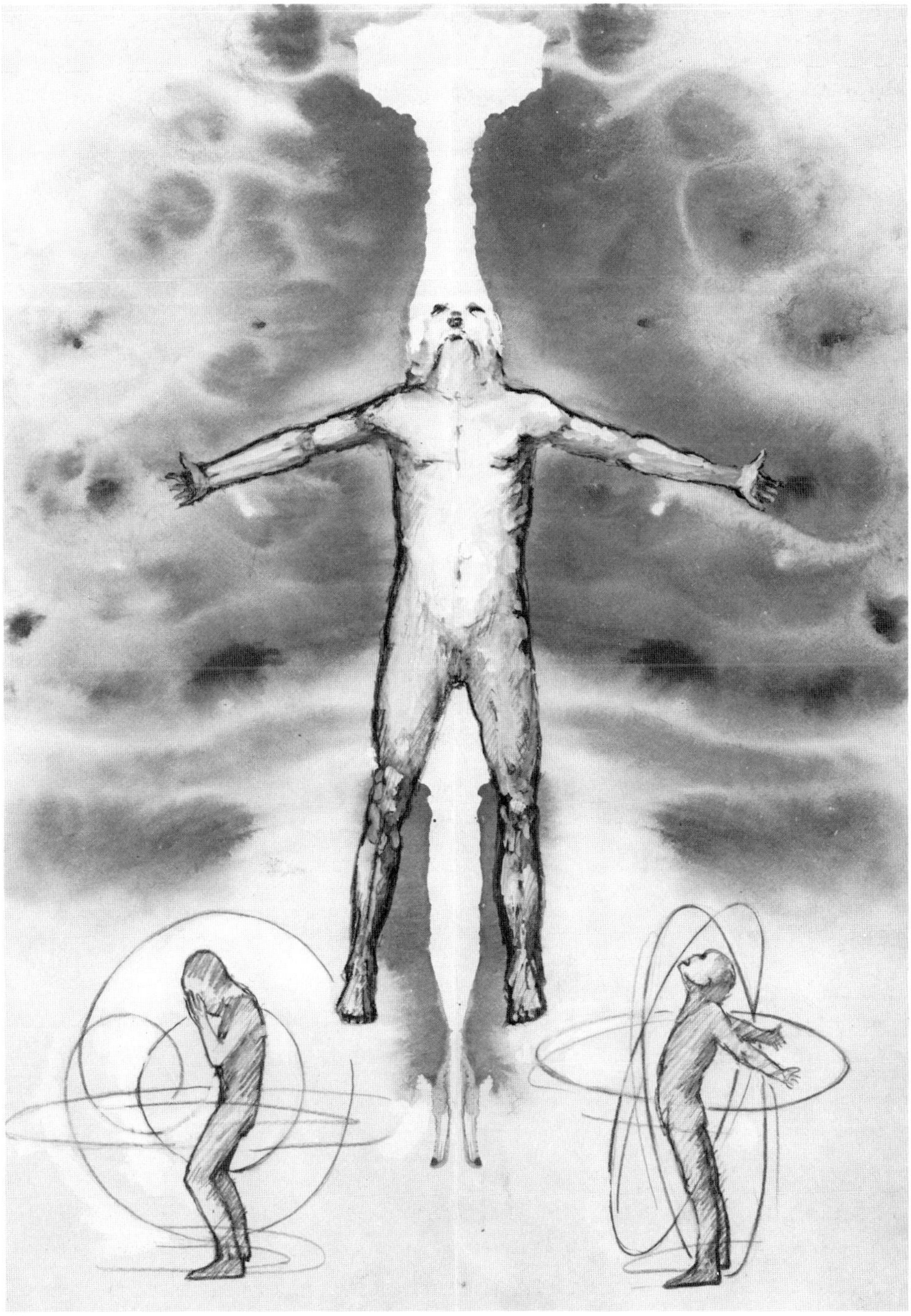

bei ein wenig zurück, um die Belastung und Anspannung zu erhöhen, halte aber den Rumpf aufgerichtet. Die Bauchmuskeln spannen sich mehr und mehr an und die Kiefer sind zusammengepreßt. Neige jetzt den Kopf etwas nach vorn und bringe Deine Hände soweit nach oben, daß sich die Augen in die schalenförmig ausgebreiteten Hände legen können, laß Deine Hände die Augen so bedecken. Die Ellenbogen ruhen bequem auf der Brust und stützen sich dort ab. Atme dabei durch den Mund aus und presse alle noch in den Lungen verbliebene Luft hinaus.
Du solltest Dich jetzt in einem Zustand völliger Kontraktion befinden. Der ganze Körper ist zusammengezogen, Du hast keine Luft mehr in Dir. Deine Augen sind geschützt und befinden sich in völliger Dunkelheit, kein Lichtstrahl kommt mehr herein. Du kannst die Bein- und Bauchmuskeln spüren, sie sollen völlig angespannt sein. Sogar die Armmuskeln sind angespannt. Nur Dein Nacken und der Kopf bleiben locker. Sie helfen so den Augen, die vom Bauch-Becken-Raum aus durch den Oberkörper zu den Armen und Händen fließende Energie aufzunehmen. Am Ende des vollen Ausatmens und an der Schwelle zum Einatmen ist ein Maximum an Kontraktion in Lungen und Muskeln erreicht, und wir erleben dies als eine starke Kraft in uns, die den Atem wieder in den Körper hineinlassen will.
Gib diesem Wunsch nach Ausdehnung nach und lasse den Atem langsam durch die Nase einströmen. Je vollständiger das Ausatmen war, desto stärker erfahren wir nun die erneuernde Kraft des Einatmens und wie sich mit der aufsteigenden Bewegung die Muskeln zu entspannen beginnen.
Entferne nun beim Einatmen die Hände langsam von den Augen und bewege die Arme – mit den Handflächen nach vorn – zu beiden Seiten nach außen und dann soweit wie möglich in den Raum hinter Dir, wobei die Arme unterhalb der Schultern ausgestreckt gehalten werden und ein wenig zum Boden weisen. Die Finger sind weit gespreizt, als wenn wir mit einem Rechen durch die Luft fahren, um von dort Energie zu sammeln. Wenn die zu beiden Seiten nach hinten ausgestreckten Arme in ihre weitestmögliche Stellung zurückgeschwungen sind, biegst Du die Finger und Handflächen um das Handgelenk nach hinten, bis Du auch in den Fingern eine Spannung spüren kannst. Diese Haltung öffnet den Brustraum so weit wie möglich und läßt ein Maximum an Luft hineinströmen.

Deine Knie sollten völlig gerade sein, während Du den Rücken zurückwölbst und die Arme durchstreckst. Dies ist eine Stellung, welche an die rituelle Gebärde eines Priesters erinnert, der sich im Vollzug einer kultischen Handlung mit der Bitte um Hilfe an göttliche oder kosmische Kräfte wendet. Ob wir die heilenden Kräfte als göttliche Kraft, kosmische Energie oder Lebensenergie bezeichnen oder dieses Energieverständnis generell anzweifeln, ist dabei nicht so entscheidend. Es kommt einzig darauf an, daß wir uns bei der Anrufung der heilsamen Kräfte dem Einatmen vertrauensvoll und mit Hingabe zu öffnen beginnen, bis wir gedehnt, abgespannt, unbeschützt und verwundbar in der Geste der Begrüßung verharren. Über das Sich-Öffnen, das Aufnehmen, das Sich-Erfüllenlassen, bis zum Verweilen in der Fülle können wir in den sich weitenden Körperräumen die Bildung von Kräften spüren. Die Geste der Begrüßung schafft also lediglich die Bedingungen, unter denen die Übenden dieser Erfahrung näher kommen können und bei der sie lernen, sich zu öffnen und heilende Hilfe zu empfangen.

Laß Deinen Kopf, während Du weiter mit nach hinten ausgebreiteten Händen dastehst, in den Nacken zurückrollen, die Augen öffnen sich, schauen nach oben und hinten, das Brennpunktsehen geht verloren, das Geschehen verschwimmt und wird unscharf. Bleibe noch einen Augenblick in dieser Haltung; beginne dann mit der niedersteigenden Bewegung, indem Du durch den Mund ausatmest und ein leises, zugleich kontrolliertes und zischendes Stimmgeräusch von Dir gibst. Die mit dem Einatmen entstandenen Kräfte lenken wir mit dem Ausatmen in den unteren Bauchraum, dort wo unsere Leibesmitte ist. Aus diesem Zentrum kommt die Kraft zur Heilung.

Mit dem Ausatmen gehen auch die Knie wieder aus ihrer geraden Stellung in eine gebeugte Position über, die Bauchmuskeln ziehen sich zusammen, und Du fährst mit Deinen Händen wie mit einem Rechen durch die Luft. Nachdem Du die ausgestreckten Finger wieder zu einer Schale zusammengefügt hast, legst Du die hohlen Handteller auf die Augen. Du neigst dazu den Kopf ein wenig nach vorn in Deine Handteller, wobei sicher gestellt sein sollte, daß der Nacken locker bleibt. Laß alle Energie, die Du in Deinem Bauchraum angesammelt hast, in dieser zweiten Phase hinauf zum Oberkörper, über die Arme und Hände zu den Augen fließen.

Du bist wieder am entgegengesetzten Pol des Bewegungsablaufs angekommen, wo Du in einem Zustand völliger Kontraktion Deine Aufmerksamkeit ganz auf Deine Augen richtest. Öffne Dich jetzt wieder der aufsteigenden Bewegung, atme tief durch die Nase ein und laß Dich von dieser Bewegung emportragen. Der Brustraum öffnet sich, die Arme bewegen sich nach außen und schwingen zurück, die Wirbelsäule wölbt sich, die Augen schauen nach oben und nach hinten. Die Augen, eben noch behütet und beschützt, öffnen sich also wieder und schauen nach oben. Um das Offensein und die Hingabe deutlich zum Ausdruck zu bringen, läßt Du jetzt den Mund weit geöffnet, der Kiefer sinkt herunter. Gehe weiter zwischen der auf- und niedersteigenden Bewegung hin und her, vom vollen Ausatmen zu vollem Einatmen, vom Sich-Zusammenziehen bis zum Sich-Öffnen und Ausdehnen, von geschlossenen und beschützten Augen zu Augen, die geöffnet nach oben und hinten schauen. Finde selbst Deinen eigenen Rhythmus zwischen Spannung und Lösung, atme tief ein und aus; sei dabei nicht zu langsam, andernfalls könnte Dir schwindelig werden. Gehe durch die Übung erst einmal, ohne etwas zu erwarten oder erzwingen zu wollen. Lerne zunächst nur den Ablauf, damit die einzelnen Übungsteile zwanglos ineinandergehen und Du nicht mehr über Details nachdenken mußt.

Es wird wahrscheinlich eine Weile dauern – vielleicht sind mehrere längere Übungseinheiten nötig – bevor Du Dich in ihr zu entspannen beginnst. Sei also zuversichtlich und geduldig, dies ist ein Experiment. Wir sammeln Erfahrungen und Konzepte, die über die Heilbemühungen im üblichen Sinne hinausgehen. Finden wir also für uns selbst den Wert dieser Übung heraus.

Vielleicht hast Du schon bemerkt, wie diese Übung Gefühle in Dir wachruft, die aufsteigen möchten. Beobachte sie einfach nur, schau ihnen zu und laß sie sich ausdrücken. Es geschieht häufig, daß Übende ein starkes Schütteln in ihren Muskeln verspüren. Einige beginnen auch zu weinen, bei anderen löst die Übung geradezu euphorische Gefühle aus. Beobachte Deine Reaktionen auf diese Übung, spüre ihnen nach, ohne irgendetwas zu forcieren. Wenn Du möchtest, kannst Du Dich ein wenig mehr in die Übung vertiefen und eine intentionale Formel verwenden. Dazu sagst Du innerlich ein entsprechendes Wort oder einen Satz und beobachtest, welche Empfindungen und Gefühle sich einstellen. Während Du also durch die Übung gehst, sprichst Du beim Einatmen innerlich: „Werdet wieder gesund". Behalte diese Worte im Gedächtnis und laß sie nachklingen. Während Du ausatmest, die Handflächen auf die Augen legst und Dich auf die Worte konzentrierst, läßt Du sie wieder ins Bewußtsein kommen. Bist Du ein religiöser Mensch, kannst Du beispielsweise die Worte „Gott helfe mir" verwenden, oder nimm andere Worte, die Dir beim öffnenden Einatmen in den Sinn kommen.

Was immer auch Dein geistiger Hintergrund ist, rufe mit der Geste der Begrüßung die heilenden Kräfte um Hilfe an, zu denen Du Vertrauen hast und warte geduldig, was geschieht.

Zusammenfassend sollen bei dieser Übung drei Aspekte besonders hervorgehoben werden:

Wir bewegen uns mit der Geste der Begrüßung durch das Magnetfeld der Erde, und in diesem Prozeß laden wir uns mit Energie auf, mit der wir unsere eigenen Heilkräfte verstärken. Dieser Vorgang läßt sich ganz anschaulich an dem folgenden Beispiel verdeutlichen: Wenn eine metallene Saite über einem Magnetfeld in Schwingungen versetzt wird, wie es bei einer Elektroguitarre geschieht, wird eine Stromung erzeugt, welche die Bewegung der Saite in elektromagnetische Schwingungen umsetzt. Dabei läßt das Ausschlagen der Saite nach beiden Richtungen eine Vibration entstehen, die sich von der Guitarre auf den Verstärker überträgt.

Zweitens: Bei der Geste der Begrüßung wird die Atmung in einer bestimmten Weise stimuliert, was zur Bildung zusätzlicher Energie beiträgt, die wir als den Zustrom tieferer Kraft in uns empfinden.

Schließlich setzt die Geste der Anrufung, der Hingabe und des vertrauensvollen Sich-Öffnens selbst weitere transformierende Kräfte zur Heilung frei.

Damit sind bereits wesentliche Kräfte benannt, mit denen wir eine Veränderung in Richtung Heilung des geschwächten Sehvermögens bewirken können.

Die Kreisförmige Begrüßung

Vielleicht ist die „Kreisförmige Begrüßung" gerade diejenige Übung, die Dir am meisten gefällt. In dieser Übung richten wir unsere Aufmerksamkeit auf die Heilkräfte der Erde. Damit ist zunächst sinnbildlich gemeint, daß diese Übung das Gefühl vermittelt, als ob wir wirklich Energie vom Boden her schöpfen könnten. Zum anderen ist jedoch nicht zu übersehen, daß diese Form von Energie auch eine physikalische Realität ist, von der wir zwar noch kaum wissen, was sie eigentlich ist, die sich aber bereits sehr gut in ihrer Wirkung beschreiben läßt.
Mit der Zentrierübung und der Geste der Begrüßung bildet die Kreisförmige Begrüßung den Kern dieses Programms. Während jedoch bei der Geste der Begrüßung die Aufmerksamkeit auf die von oben, vom Himmel kommende Energie gerichtet war, und wir mit den Händen gleichsam Energie aus der Luft schöpften, ist der Fokus der Aufmerksamkeit nun auf die von unten kommende heilende Energie der Erde gerichtet.
Das ist für viele Menschen, die in unserer Tradition aufgewachsen sind, ungewöhnlich und es hat etwas Befremdendes und Überraschendes an sich. So ist beispielsweise im Christentum der Blick durchweg auf heilende Kräfte gerichtet, die von oben kommen, und unten befinden sich nach diesem Verständnis teuflische Kräfte. Aber in vielen anderen Kulturen sind es – genau umgekehrt – die verwandelnden Kräfte der Erde, die die Grundlage für eine Heilung und Neuwerdung bilden. Und was meine, und die Erfahrungen vieler anderer Menschen betrifft, so scheint mir das auch durchaus sinnvoll zu sein und der Wahrheit näher zu kommen.
Aber völlig unabhängig von Erwägungen über tiefere Aspekte dieser Übung wirst Du spüren, wie der Bewegungsablauf immer neue Ebenen des Erlebens in Dir anspricht, und ich bin mir sicher, daß Du diese Übung gern haben wirst und es sich für Dich lohnt, die Kreisförmige Begrüßung zu erlernen.
Du stehst mit beiden Füßen ziemlich nah zusammen, höchstens eine Handbreit voneinander entfernt. In der Ausgangsstellung ist das Gewicht auf die Zehen verlagert, die Knie sind etwas gebeugt, der Rücken ist gerade; die Hände werden zu beiden Seiten nach außen bewegt und etwa auf Höhe des Oberbauches so nach außen gehalten, daß die Handinnenflächen einander zugewandt sind und eine große federleichte Ku-

gel zu halten scheinen. Während Du Dich nach unten in die Hocke begibst, ist es am besten, das Gewicht auf den Zehen verlagert zu lassen. Du beugst jetzt die Knie, der Rücken bleibt gerade, Du führst die Hände, die stets auf gleicher Höhe gehalten werden, ein wenig nach unten und atmest durch den Mund voll aus, bis Du die Hockstellung erreicht hast. Dort hälst Du den Atem an, neigst den Rumpf nach vorn und führst die Hände in einer bogenförmigen Bewegung nach unten so zusammen, daß sie eine Schale bilden, mit der Du vom Grund schöpfen kannst. Stell Dir dabei vor, wie Du Dich an einer Quelle oder einem Gebirgsbach niederhockst und dabei frisches Wasser mit den schalenförmig ausgebreiteten Händen zum Mund führst.

Anstatt frisches Quellwasser zum Mund zu führen, wollen wir uns jetzt vorstellen, daß wir heilende Energie vom Erdboden aufnehmen und daß wir diese, sobald wir uns aus der Hocke wieder aufgerichtet haben, mit den Händen in einer kurzen, zugleich intensiven Berührung zu den Augen geben.

Sobald Du also die Hände am Erdboden zu einer Schale zusammengefügt hast, die Finger überlappen sich dabei am besten ein wenig, beginnst Du durch die Nase einzuatmen und Dich aus der Hocke wieder aufzurichten.

Während Du Dich aufrichtest, führst Du Deine Hände zu den Augen und bedeckst die Augenhöhlen für einen Augenblick mit den Handtellern; die Lungen füllen sich dabei weiter mit Luft. Dann folgt ein „atemloser Moment“, wenn Du den vollen Atem anhälst und den Fingern nachschaust, wie sie sich nach oben bewegen.

Sobald die Fingerspitzen den höchsten Punkt erreicht haben, gehen sie in einer bogenförmigen Bewegung auseinander, die sie letztlich am Boden wieder zusammenführt. Die Knie beginnen sich in diesem nach unten gerichteten Teil des Zyklus langsam zu beugen, und Du atmest durch den Mund aus.

Die Feinabstimmung dieses Bewegungsablaufes braucht naturgemäß etwas Zeit, so führe die Übung erst einmal in groben Zügen durch und achte dann auf folgende Punkte besonders:

Während Du Dich aufrichtest, atmest Du durch die Nase ein und bringst Deine Hände zu den Augen. Die Handflächen berühren die Augenränder jedoch nur für einen Augenblick und verlassen sie wieder, um sich zum höchsten Punkt des Kreises zu erheben und dann auseinanderzugehen.

Von dem Zeitpunkt an, wo die Hände die Augen verlassen bis zu dem Zeitpunkt, wo sie die höchste Stelle erreichen, hälst Du den Atem an und schaust aufwärts zu den aufsteigenden Händen, die im nächsten Moment zu beiden Seiten einen nach unten gerichteten Bogen zu beschreiben beginnen. Innerhalb des gesamten Zyklus dieser Übung ist wohl der erhabenste Augenblick genau diese kurze Zeitspanne, in der die Hände die Augen schon verlassen haben, aber noch nicht auseinandergegangen sind.

Während Du Deine Hände auseinanderbewegst, solltest Du beide Hände am Rande des Sehfeldes die ganze Zeit über aufmerksam beobachten. Mit der Aufmerksamkeit für Deine Hände steht und fällt ein ganz wichtiger Teil dieser Übung. Du schaust also beim In-die-Hocke-gehen immer geradeaus, während sich zugleich die bewußte Wahrnehmung von der Blickrichtung löst, so daß Du Deine sich nach unten bewegenden Hände stets am Rande des Gesichtsfeldes im Auge behälst. Es ist von großer Wichtigkeit, daß Du Dir während des gesamten Zyklus Deiner Hände bewußt bleibst, denn es ist ja gerade die gesammelte Zuwendung der Aufmerksamkeit des Gehirns für die Hände, welche eine intensive Steigerung ihres Heilungspotentials bewirkt. Oder anders gesagt, es ist letztlich die volle Bewußtseinskonzentration auf Hände und Augen, welche – ungeachtet aller weiteren esoterischen Erklärungen – einen entscheidenden Anteil daran hat, daß der Heilungsprozeß überhaupt in Gang kommen kann.

Zweifel

Vielleicht gibt es gar keine wohltätige Heilkraft in der Welt, die Dir weiterhilft. Vielleicht hast Du gar nicht so viel persönliche Stärke, um auch nur irgendeine positive Änderung an Deinem Körper zu bewirken. Vielleicht gibt es keine Hoffnung. Bedrückende Verzweiflung, Hoffnungslosigkeit sind uns allen nicht fremd.
Was können wir dagegen tun?

Laß' sie sich frei ausdrücken.

Überlaß Dich Momenten der Niedergeschlagenheit und schau, was sich tut. Das Gefühl ist gültig! Es schnürt Dich ein, nicht wahr. Erlaube dieser Einschnürung, sich ganz natürlich zu entfalten. Atme aber in dieses Gefühl hinein und habe Acht auf die Erfahrung, die Dich in diese Niedergeschlagenheit gestoßen hat.
Dies ist der einzige Weg, aufbauend auch durch Deine Zweifel hindurchzugehen: gönne auch diesen Gefühlen das Rampenlicht für den Moment, in dem sie wirken, auch wenn sich dieser Moment über Tage ausdehnen sollte. Was immer Du tust, verdränge Deine Zweifel nicht – laß' sie ihre Einschnürung voll wirksam machen und dann, an diesem Punkt, wirst Du Dich bewegen auf die nächste Stufe zu, die durch Ausweitung und Entdeckung Deiner selbst geprägt sein wird.
Leugne Deine Zweifel nicht. Mach aus ihnen keinen verborgenen Feind, indem Du sie verdrängst. Schau, was für Einsichten Du daraus gewinnen kannst, laß sie voll auf Dich wirken, und dann schreite weiter, über sie hinaus!

Visualisierung der Cornea

Im Namen der Suggestion ist seit jeher schon viel Hokuspokus getrieben worden. Die Fähigkeit des Menschen zur Selbsthypnose ist groß, leicht verschafft sich seine Imagination Vorstellungen und subjektive Erlebnisse, die auf der materiellen Ebene nicht notwendigerweise gültig zu sein brauchen. In spirituellen Erfahrungsbereichen mögen solche Vorstellungen bedeutungsvoll sein. Wir aber brauchen einen ganz pragmatischen Standpunkt, um mit Hilfe der Vorstellungskraft gezielt therapeutisch-medizinische Wirkungen zu erzielen.

Wir wollen im Gehirn ein Abbild der Cornea erzeugen, wie sie dabei ist, ihre Form zu wandeln. Im Gehirn soll genau das antizipiert werden, was später im Auge physisch vollzogen werden soll. Dies ist ein zweistufiger Prozeß. Wie bei allen kreativen Veränderungen unseres Umfeldes konzipieren wir zunächst eine konkrete Vorstellung von dem, was wir schließlich in die Tat umsetzten wollen: aus der Idee ensteht die neue Wirklichkeit.

So werden wir uns vorzustellen versuchen, wie unsere Hornhaut ihre Form verändert, daß die Verschwommenheit, die unser Sehvermögen trübt, korrigiert wird. Daraufhin ermutigen wir unser Gehirn, den Augen die zur konstruktiven Veränderung notwendigen Befehle zu übermitteln.

Für zwei Drittel der Brechkraft unseres Auges ist allein die Cornea verantwortlich. Dies bedeutet, daß der überwiegende Teil der Lichtbrechung durch diese konkave Außenschicht erfolgt. Die meisten Sehfehler werden durch leichte Abweichungen von der normalen Hornhautkrümmung verursacht.

Bei allen fachwissenschaftlichen Debatten, die ich über mich habe ergehen lassen, stand eine Sache stets fest: Schon die leichteste Veränderung der natürlichen Krümmung der Hornhaut verhindert eine korrekte Bündelung des eintreffenden Lichts. Zusätzlich kann die Hornhaut winzige, zu Astigmatismus führende Dellen und Unregelmäßigkeiten entwickeln.

Ist diese Fehlentwicklung reversibel? –

Jawohl! – Unsere Übungen dienen genau diesem Zweck. Das kann jedoch nicht gelingen, wenn Du keine wirkliche innere Bereitschaft dazu mitbringst, Dein ungetrübtes Sehvermögen zurückzugewinnen.

mitbringst, Dein ungetrübtes Sehvermögen zurückzugewinnen.
Aber selbst wenn Du – jetzt – noch nicht dazu bereit bist, so bist Du ja zumindest offenkundig dazu bereit, diese Übung zu erlernen und so Dein Gehirn mit dem Heilungsprozeß vertraut zu machen.
Ich bin ohnehin ein ausgesprochener Verfechter eines schrittweisen Umkehrprozesses. Wenn Du Dein Sehvermögen bei jedem Übungsgang immer nur ein wenig verbesserst, und so nur allmählich die volle Sehkraft zurückerlangst, dann hast Du dadurch Zeit gewonnen, Dich Schritt für Schritt an diese Änderung zu gewöhnen, statt plötzlich mit all den Implikationen der Rückgewinnung Deiner Sehkraft fertigwerden zu müssen.
Damit soll nicht gesagt sein, Du solltest nicht nach rascher Genesung Deines Sehvermögens streben. Denk nur immer daran, daß dies ein Prozeß ist – kein unvermitteltes Wunder. Alle organischen Vorgänge nehmen Zeit in Anspruch, und ‚Zeit' kann ebensogut eine Minute bedeuten wie ein Jahr: aber Zeit wird benötigt.
So beginn' gleich damit, Dich innerlich darauf einzurichten, daß Du bald wieder richtig sehen kannst. Stell' Dir zunächst nur vor, wie Du einhergehst – und alles klar sehen kannst. Widme diesen Vorstellungen viel Zeit. Wenn Du Dir das nicht ganz deutlich vorstellen kannst, wird es Dir auch nicht gelingen. Ermutige also Dein Gehirn zu begreifen, daß es die Kraft hat, klare Sicht zurückzugewinnen und gewöhne Dich an die Vorstellung, daß Du wieder klar sehen kannst. Richte Deine Aufmerksamkeit unverdrossen immer und immer wieder auf diesen Wandel.
In Kapitel drei haben wir die tatsächlichen, physikalischen Funktionsregeln Deiner Augen betrachtet und untersucht, wie Deine Augen zu der verschwommenen Sehweise kamen. Vielleicht möchtest Du an dieser Stelle dort noch einmal nachlesen. Dieses Kapitel behandelt die eigentliche Visualisations-Übung, in der unser Gehirn den Augen unmittelbar befehlen wird, die Krümmung der Hornhaut korrigierend zu verändern. Während das vorherige Kapitel eine Übung anbot, mit der allgemeine Heilungskräfte mobilisiert werden sollten, damit sie sich für den Heilungsprozeß gebündelt einsetzen ließen, zielt die vorliegende Übung sehr speziell darauf ab, eine ganz bestimmte physikalische Änderung an den Augen auszulösen.

Jetzt aber wollen wir einen Moment innehalten und überlegen:
Was würde eigentlich geschehen, wenn Du diese Visualisationsübung ausführtest, Deine Augen öffnetest und – plötzlich merktest, daß Du tatsächlich alles wieder ganz klar sehen kannst. Stell' Dir genau vor, was damit geschehen wäre! – Was bedeutete das, wenn sich die Krümmung der Hornhaut tatsächlich so veränderte, daß in Deinen Augen das Licht wieder wohlgebündelt auf der Retina auftrifft?
Diese Überlegungen sollten für Dich zum Gegenstand regelmäßiger Meditation werden. Noch begreifst Du Dich als jemand, der schwache Augen hat. Und es steckt eine Menge Deiner Identität in dieser Sehschwäche. Kannst Du die innere Wandlung vollziehen, Dich als einen klarsichtigen Menschen zu akzeptieren?
Bist Du eigentlich im Innersten bereit dazu, Dich der umfassenden Änderung in Deinem Leben zu stellen, die durch Deine Heilung eintreten würde? Willst Du wirklich als einer gelten, der sich selbst geheilt hat? – Was für Auswirkungen hätte Deine Heilung für Deinen Alltag?
Erst wenn Du Dich mit diesen Überlegungen auseinandergesetzt hast, bist Du dazu bereit, Deine Sehkraft zurückzugewinnen – anderenfalls besteht kaum eine Chance dazu. Dein Gehirn würde einfach nicht an dem Heilungsprozeß mitwirken, wenn diese Heilung Dein innerstes Selbstverständnis verletzen würde. Du mußt daher dafür sorgen, daß Dir die Wandlung, zu der Du Dich aufmachst, allmählich zu einer mehr und mehr selbstverständlichen Angelegenheit wird.
Vermutlich wirst Du die erste Person in Deiner näheren Umgebung sein, die aus eigener Kraft das volle Sehvermögen zurückgewinnen konnte. Richte Dich darauf ein, diese ‚Pionierrolle' innerlich aufzunehmen. Da kommst Du nicht drum herum. Wenn Du Dich selbst heilst, wirst Du zu einer Inspiration für andere werden. Bist Du dazu bereit?
Die meisten Brillenträger werden Dir spontan erklären, daß sie liebend gern ihr volles Sehvermögen zurückhätten. Aber wer von denen hätte schon wirklich die Implikationen zu Ende gedacht, die mit einer solchen Heilung zusammenhängen? Stell Dir nur mal vor, was für eine Kraft unserer Zivilisation zuwachsen würde, wenn wir die erwiesene Gabe der Selbstheilung hätten. Wenn wir Sehfehler selbst heilen könnten, dann müßten sich ja dieselben Prinzipien auch auf die Heilung anderer Gebrechen anwenden lassen. Was würde das für die Menschheit bedeuten!?

Vielleicht hast Du den Eindruck, ich behindere Deine Anstrengungen zur Rückgewinnung Deines vollen Sehvermögens, wenn ich auf diese Fragen aufmerksam mache. Wenn Du Dich mit all diesen Implikationen wirklich auseinandersetzen würdest, vielleicht würdest Du ja schwankend werden und den Versuch womöglich abbrechen.
Die Wahrheit ist jedoch, daß Du – solange diese Implikationen nicht wirklich erwogen sind – in unbewußten Schichten Deine bewußten Anstrengungen zum erfolgreichen Abschluß dieses Programms ständig untergraben würdest.
Daher gibt es keine andere Wahl: wir müssen uns den Implikationen unserer Heilung entschieden stellen. In keiner Weise läßt sich der Verantwortung entgehen, die Dir durch Deine Selbstheilung zuwächst. Du wirst ein Vorbild! – Du wirst ein Pionier sein! –
Räume Dir einen großzügigen Vertrauensvorschuß ein. Begreif, wer Du wirklich bist! Mit der Rückgewinnung Deines Sehvermögens wirst Du etwas Bemerkenswertes getan haben. Du mußt Dich nur trauen, der zu sein, der Du wirklich bist: Nicht zögern!
Die ersten Jahre der Forschung auf diesem Sektor standen unter der Kontrolle des amtlichen Bundesgesundheitsinstitus (National Institute of Health). Damals wurden Wahrnehmungsparameter mit Hilfe der Forschungs-Hypnose tiefschürfend untersucht. Man fand dabei heraus, daß die Hypnose, also die Beeinflußung des Geistes und Körpers durch fremde Willenskraft, in der Lage war, vorübergehende positive Änderungen bei Augenfehlern herbeizuführen.
Gleichzeitig fand man jedoch heraus. daß diese Art der Beeinflussung grundlegende Strukturen des emotional-physischen Wesens verletzten, und so wurde Hypnose schließlich als Heilmittel bei Augenproblemen entschieden verworfen. Der Autor hat sein eigenes Sehvermögen erfolgreich zurückgewonnen und ist in den zwölf Jahren seither beschwerdefrei geblieben. Hypnose hat er in seiner Therapie aber abgelehnt.
Erst kürzlich ist die Hypnose als Teil des Programms wiederentdeckt worden. Heute wird sie integriert in das Verständnis des Heilungsprozesses angewandt – und nicht im Gegensatz dazu. So wurde die sichere aber wirkungsvolle Einbindung der Hypnose in das Programm, wie sie auf den Tonband-Kassetten angeboten wird, zu einer wesentlichen Bereicherung des Heilungsprogramms. Der Autor stellt diese Kassetten

daher auf der Grundlage wohl erwogener psychologischer Erkenntnisse zur Verfügung. Sie sind das Ergebnis aus psycho-somatischen Therapiesitzungen mit privaten Klienten.
Mach es Dir auf dem Fußboden oder Bett bequem. Sorge dafür, daß Du in den nächsten zwanzig Minuten nicht gestört wirst.
Lege Dich entspannt auf den Rücken.
Stehen Dir die Kassetten zur Verfügung, stelle sie ein und folge einfach Schritt für Schritt den Anweisungen.
Benutzt Du das schriftliche Material, kommst Du nicht umhin, jeweils eine Anweisung zu lesen, sie Dir zu merken und dann auszuführen. Du kannst aber auch einen Freund bitten, Dir die Anweisungen vorzulesen, während Du entspannt daliegst und Dir vergegenwärtigst, was Dir vorgelesen wird. Eine vierte Möglichkeit besteht schließlich darin, daß Du die folgenden Seiten selbst auf Band sprichst und zur eigentlichen Übung dann das Band abspielst.
Liege still auf dem Rücken und konzentriere Dich auf Dein Atmen. Verwechsele diese Atemübung hier aber nicht mit der Gefühlsentladungsübung des vorhergehenden Kapitels. Das ist etwas völlig anderes. Statt durch den Mund zu atmen, atmest Du jetzt durch die Nase. Und statt Deinen Körper mit vorangehenden Übungen und forciertem Atmen anzuspannen und aufzuladen, entspannst Du Dich jetzt nur von Anfang an und beobachtest einfach, wie Du friedlich und in Ruhe atmest.
Einige Augenblicke lang wende Deine Aufmerksamkeit auf die Verspannungen in Deinem Körper und löse sie. Es gibt eine grundlegende Entspannungsübung, die Dich auf die Visualisation einstellen wird. Sie geht so:

Bei jedem Einatmen stell Dir vor, wie Du die Luft in Entspannung und Frieden in Deinem Körper aufnimmst. Die eingeatmete Luft ist verjüngend, beruhigend, wohltuend und entspannend. Sie strömt wohlig durch Deinen ganzen Körper und löst angenehm alle Spannungen.
Bei jedem Ausatmen stelle Dir vor, daß Du mit der Atemluft auch alle Anspannungen, Verkrampfungen Deines Körpers ausströmen läßt, daß der Streß des Alltags Dich verläßt, alle Sorgen und Gedanken, die Deinen Verstand rege halten, verschwinden.

Du atmest Entspannung und tiefe Ruhe ein – und atmest Lärm und Spannung ruhig aus. Laßt diese Vorstellungen bei geschlossenen Augen tiefe Ruhe, wohligen Frieden und angenehme Entspannung in Dir hervorrufen.
Dann achte auch auf die Schwerkraft, die Dich sicher auf Boden oder Bett ruhen läßt. Diese Urkraft jeden Erdenwesens bestimmt alles in unserem Leben. Leicht vergessen wir die Schwerkraft und dabei sollten wir uns deutlich machen, wie wohlgeordnet durch sie alles wird und wie angenehm entspannt sie uns in beruhigender Sicherheit wohlgeborgen auf diesem Planeten hält. Gehe Deinen Gefühlen über die Schwerkraft nach. Wie gut kann man sich auf sie verlassen. So entspanne Dich und überlasse Dich ihrer umsorgenden Sicherheit, mit der sie Dich im Schoß der Erde birgt. Während Du Dich der Schwerkraft beruhigt hingibst, spürst Du in Dir eine entspannende Ruhe und eine angenehme Geborgenheit: leicht wirst Du, wiegst in wohligem Frieden, zufrieden mit den Grenzen, Gesetzen und Kräften dieser Deiner Erde.
Zur Vertiefung Deiner Entspannung stelle Dir Energie vor, warmes entspannendes Licht, daß von den Füßen her durch Deinen Körper strömt. Du spürst einen weichen, umhüllenden Strom angenehmen Lichts Deine Füße hinauffließen, daß dabei jeden winzigen Teil Deines Körpers wohlig entspannt, Deine Füße, Deine Unterschenkel, Deine Knie-Muskulatur, Deine Oberschenkel. Du spürst wie dieses angenehme Licht entspannend Deine Hüften durchdringt, Deine Genitalregion durchströmt, Deinen Rücken sanft lockert und Deinen Bauch ruhig entspannt.
Laß' diese angenehme Entspannung mühelos weiter in Deine Brustmuskeln fließen, Dein Atmen noch mehr entspannen und weiterströmen

in wohliger massierender Wärme das Rückrat hinaufwandern in den Nacken. Deine Kinnlade lockert sich entspannt, in Deinem Rachen lösen sich die Spannungen der Stimmbänder. Warm schmelzen die Gesichtsmuskeln in angenehmer Entspannung, unbewußter Krampf löst sich und Deine Kopfhaut lockert sich in ruhiger, tiefer Entspannung.
Nun atme tief ein, seufze hörbar auf und entspanne Dich noch mehr, noch tiefer und laß' Dich friedlich tiefer sinken in die beruhigende Geborgenheit der Schwerkraft. Auch Deine Arme und Deine Hände sind jetzt erfüllt von dem warmen Strom wohliger Entspannung.
Spanne Deinen Körper noch ein letztes Mal in einem gedehnten Strekken an und laß Dich jetzt in völliger Entspannung zurücksinken. Ein zärtlicher Nebel reinen Lichts füllt Deinen Geist und erzeugt eine strahlende Stille ruhiger Gewißheit in Dir. Nun laß auch die Augen dieser allumfassenden Entspannung und Ruhe folgen. Sie schließen sich fest.

Die Hornhaut-Visualisation

Diese Übung ist das bewegende Herzstück des Programms. Es bietet eine Einführung in ein neues Verständnis der Visualisation und zwar in der Weise, daß Dein Gehirn gezielt dazu veranlaßt wird, Deinen Augen die erforderlichen Befehle zur Rückbildung zu senden.
In der Vergangenheit wurde die Visualisation sowohl zur Behandlung von Augenfehlern als auch von Krebs oft eingesetzt. Allerdings mit nur geringen tatsächlichen physischen Heilerfolgen. Der Grund dafür scheint darin zu liegen, daß diese Visualisations-Techniken nicht sinnvoll auf die Dimensionen des Geistes eingestellt waren, wie es zur Heilung nötig gewesen wäre.
Die traditionellen Visualisations-Methoden setzten die Vorstellungskraft dazu ein, mythische Bilder der erstrebten Änderung am Körper zu erzeugen. Die Vorstellung spielte dabei eine große Rolle, so die Vorstellung, wie die Hornhaut ihre Form änderte, indem fabelhafte Phantasien von Millionen winziger Arbeiter erzeugt wurden, die munter draufloshämmerten, um die Krümmung der Hornhaut zu korrigieren. Oder unzählige winzige Krieger, die den bösen Krebszellen zu Leibe rückten. In der Weise.

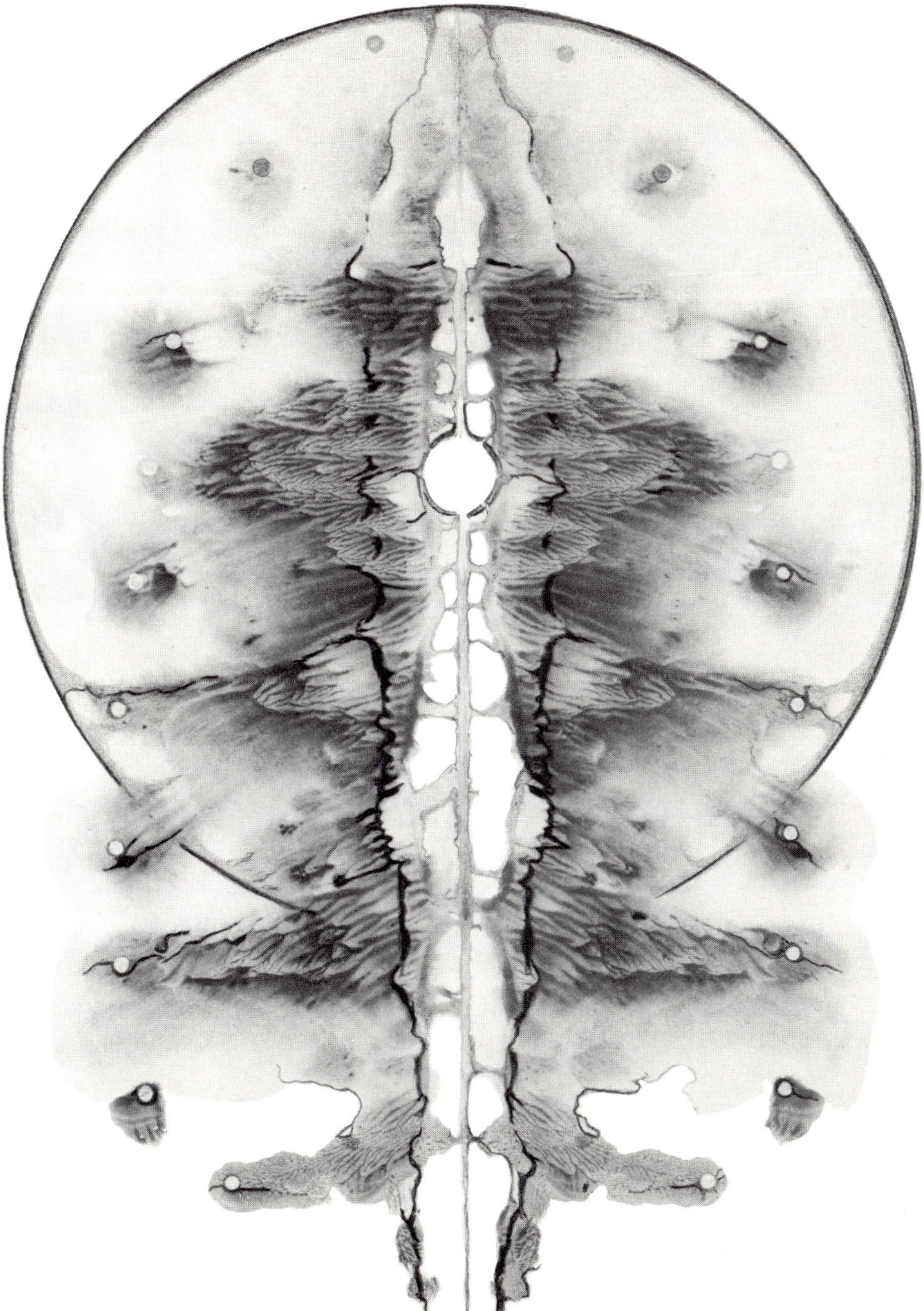

Das neuere Verständnis der Gehirnfunktionen legt jedoch die Überlegung nahe, daß es nicht reicht, uns die erwünschten Änderungen nur recht intensiv vorzustellen, und schon passieren sie. Wir müssen den geist-körperlichen Heilungsmechanismen von einem geringfügig – aber entscheidend unterschiedlichen Gesichtspunkt aus angehen.
Statt uns nur vorzustellen, welche Änderungen wir an den Augen anstreben, und dann zu erwarten, das Gehirn erledigt schon den Rest, müssen wir uns direkt darauf konzentrieren, das Gehirn zu veranlassen, ganz bestimmte neurologische Befehle an den Sehapparat auszusenden. Hier müssen wir sehr naturwissenschaftlich werden. Vorstellungskraft und Bilder müssen wir beiseite lassen. Hier zählt nur exakte Anatomie.
Viele Jahre lang hat das Gebiet der Augenheilung in Opposition zu den medizinischen und selbst den traditionellen psychologischen Fachrichtungen gestanden. Es herrschte die Anschauung, diese Heilung sei ein ziemlich mysteriöser Prozeß, der in krassem Gegensatz zu medizinischen Modellen stand und grundlegenden Funktionsvorstellungen des Körpers widersprach.
Neuerdings jedoch haben wissenschaftliche Fortschritte ein tieferes Verständnis der psycho-somatischen Funktionszusammenhänge erschlossen und gleichzeitig sind die spirituellen Heiltechniken einem etwas pragmatischeren Verständnis zugänglich geworden: das bedeutet, daß die beiden Bereiche sich aufeinander zuentwickeln.
Die Integration medizinischer, psychologischer und spiritueller Konzepte zu einem neuen gemeinsamen Konzept scheint heute in den Bereich des Möglichen zu fallen.
Diese Visualisationsübung ist, so hoffe ich, eine erste Vereinigung dieser Aspekte auf ganz pragmatischer Ebene. Damit sind Deine Aussichten, Dein ungetrübtes Sehvermögen zurückzugewinnen, ganz erheblich gestiegen.
Hier wird der schriftliche Text der Hornhaut-Umformungs-Übung vorgestellt. Bei der Lektüre kannst Du ein grundlegendes Verständnis des Prozesses erlangen. Wenn Du jedoch ernsthaft bis in die letzten Tiefen der Heilung durch diese Übung vorstoßen willst, ist es am besten, Du legst Dich hin und läßt Dir den Text vorlesen. Nur so kannst Du Dich voll auf den Prozeß konzentrieren, der in Deinem Geist-Körper mit dieser Übung ausgelöst wird.

Auf dreierlei Weisen kannst Du Dir den Text vortragen lassen. Du kannst – immer wenn Du die Übung durchführst – einen Freund bitten, ihn Dir vorzulesen. (Und Du solltest diese Übung täglich ausführen!)
Du kannst zweitens den Text selbst auf Band sprechen, wenn Deine Stimme wirklich beruhigend und ausdrucksstark genug ist, um die Restruktionsmethode klar herauszuarbeiten.
Oder Du kannst drittens die Tonbandcassette anfordern, auf der die Hornhaut-Umbildungs-Übung mit großer Sorgfalt vorgetragen wird und die geeignete Atmosphäre für die Übung erzeugt wird.
Auf welche Weise auch immer Du vorgehst, Du mußt Dich in einem ruhigen Raum bequem auf den Rücken legen oder in entspannter Meditationshaltung niedersetzen und den Worten folgen, die Dich Schritt für Schritt in die bewunderungswürdige Welt Deines Gehirns führen, tiefer und tiefer in Dein Bewußtsein – bis nach einigen Übungsgängen Dein Gehirn versteht, was wirklich geschehen soll. Zu diesem Zeitpunkt wird die Heilung für Dich eine echte physikalische Möglichkeit.

Alternative Visualisation

Mit geschossenen Augen
und entspanntem Körper
kannst Du jetzt damit beginnen
Dir die Form Deiner Augen
und der Krümmungsoberfläche
der Hornhaut
deutlich vorzustellen

konzentriere Dich auf Deine Augen
fest auf Deine Augen
unter den geschlossenen Lidern
und stelle Dir lebhaft
ihre jetzige Form
vor

Du spürst die Krümmung
Deiner Hornhaut
und stellst Dir das Licht vor
das in Deine Augen eindringt
und dabei gebrochen wird
hin auf den Brennpunkt zu
der auf der Augenrückseite
auf der Oberfläche der Netzhaut
liegt

stelle Dir das Licht vor
wie es zu einem Brennpunkt
zusammenläuft
v o r Deiner Netzhaut
und nicht direkt auf ihr

Hornhaut und Linse
brechen das Licht
zu stark
Dadurch lenken sie
das Licht auf einen Brennpunkt

der vor der Netzhaut liegt
in der gallertartigen Masse
des Aquaeus Humor

stelle Dir diese Tatsache vor
die immer passiert
wenn Du kurzsichtig bist
und Deine Brille
oder Kontaktlinsen
nicht trägst

das Licht wandert zwar weiter
bis auf die Netzhaut
und wird zum Gehirn weitergeleitet
aber es trifft auf der Netzhaut
nicht brennscharf auf

nun stell' Dir Deine Hornhaut
und Dein ganzes Auge vor
wie es auf die Notwendigkeit
einer Korrektur
dieser unscharfen Fokussierung
zu reagieren beginnt

stell' Dir Deine Augen vor
als lebende Wesen
die bewußt reagieren
auf die Befehle des Gehirns
subtile Befehle an
jede Zelle des Auges
die Korrektur durchzuführen

schau' und spüre Deine Hornhaut
wie sie formbar wird
sie ist kein brüchiges
glas-ähnliches Material

Deine Hornhaut ist formbar
und sie verformt sich tatsächlich
leicht ändert sich ihre Krümmung
so wie Dein ganzes Auge
seine Form zu ändern beginnt

stelle Dir Deine Hornhaut
ganz deutlich vor
wie sie damit beginnt
ihre Krümmung
ganz allmählich zu verringern
wie sie immer weniger gekrümmt ist
sodaß bald das eintreffende Licht
hinten auf der Netzhaut
brennscharf auftrifft
und nicht irgendwo davor

Deine Hornhaut ändert
ihre Krümmung
und wird weniger gekrümmt
so wie auch Dein übriges Auge
sich mehr und mehr der Kugelform
annähert
nicht mehr so in die Länge gezogen ist
sodaß auch dadurch die
Netzhaut ein wenig
dichter zur Hornhaut kommt

jetzt spürst Du
wie wirkende Kraft
von Deinem Gehirn
zu den Augen strömt

achte auf diese Kraft
Deines Gehirns
wie es an die Augen
sehr komplexe Befehle
aussendet und so
die Änderungen veranlaßt
die gerade stattfinden

Spüre die Hinwendung
Deines Gehirns
und das Mitleid
Deines übrigen Körpers
mit Deinen Augen
während Deine Lebenskraft
machtvoll durch Deinen Körper
strömt und
Dein Gehirn anregt
damit es weiter seine Befehle
und heilende Kraft
zu den Augen sendet

gleichzeitig
spürst Du
eine plötzliche Welle
heilenden Lichts
von oben durch Deinen Kopf
in Deinen Körper strömen
mit all der Kraft
und der weisen Leitung
des Universums
das Dir hilft
die Form Deiner Augen
so zu ändern
daß Du wieder klar siehst

stelle Dir Licht vor
es tritt in die Augen ein
passiert die Hornhaut
wo es genau richtig
von der Hornhaut gebrochen wird
dann auch genau richtig
von den Linsen gebrochen wird
um schließlich
mühelos
in exaktem Brennpunkt
auf der Netzhaut aufzutreffen

nun stell Dir vor
weit in die Ferne zu schauen
dort steht ein Freund
und Du siehst Deinen Freund
völlig scharf abgebildet

schau – das Lächeln
im Gesicht Deines Freundes
spüre die Klarheit
Deines Blickes
das Bild trifft
tief in den visuellen Arealen
Deines Gehirns auf
und Du registrierst
das visuelle Bild
Deines Freundes
ebenso wie
den freundlichen Blick
aus den Augen Deines Freundes

nun schließe die Augen
und entspanne
und spüre
den Strom der Energie
und Liebe
der durch Deine Augen fließt.

Schluß der Visualisierungs-Übung

Diese Übung wirst Du oft durchführen, viele Male. Und jedesmal wirst Du in Dir die Änderung an Deinen Augen geschehen lassen, zu denen Du gerade bereit bist.

Wenn Du die Übung abgeschlossen hast, öffne langsam Deine Augen, recke Dich und fange an, Dich zu bewegen. Es dürfte guttun, den ganzen Körper voll auszustrecken um den Zustand tiefer Entspannung aufzuheben, den Du während der Übung erreicht hast.

Völlig falsch wäre es, gleich nach der Visualisationsübung Deine Sehfähigkeit zu bewerten. Zwinge Deine Augen nicht unablässig zu präzisem Arbeiten! – Meist erreichst Du die besten Durchbrüche in Deiner Sehkraft, wenn Du am wenigsten damit rechnest.

Die Anspannung und die krittelnde Beurteilung der Fortschritte in Deinem Sehvermögen behindern eher die Entspannung und die Änderungen, die Du anstrebst.

So erfreue Dich einfach an den Seherfahrungen nach jeder Übung, verbringe einige Zeit damit neugierig umherzuschauen, auch in die Ferne, und vermeide eine kritische Bewertung der Fortschritte. Wichtig ist, daß Du diese Übung wirklich häufig durchführst. Manchmal führt schon ein Übungsgang zu durchgreifendem Erfolg, manchmal sind Hunderte winziger Fortschritte nötig.

Erfreue Dich am Sehen.

Visuelle Entspannungs-Übung

In einem weiteren Übungsgang bereite Dich auf eine neue Visualisationsübung vor. Diese Übung zielt darauf ab, die Ciliar-Muskeln, die die Linsen in Deinem Auge kontrollieren, zu entspannen und dann auch die übrigen, um das Auge herumliegenden Muskeln zu lockern.
Stelle Dir Deine Linse vor und die winzigen Muskeln, die oben und unten an der Linse angreifen. Normalerweise sind diese Muskeln etwas angespannt. In dem Maße, in dem sie an völliger Entspannung gehindert sind, können sie der Linse nicht erlauben, sich für die Fernsicht passend abzuflachen. So mußt Du Dir vorstellen, wie sich diese Muskeln entspannen, wie das Gehirn ihnen befiehlt, sich ganz locker zu lösen.
Fange an damit, Dir einen Muskel vorzustellen, der gespannt ist, sehr fest gespannt. Spüre, wie straff er ist, fast wie in einem Krampf. Das ist ein chronischer Spannungszustand. Die Muskeln scheinen erstarrt zu sein in dieser straffen Spannung, als ob sie vergessen hätten, wie sie sich entspannen können. Du wirst ihnen zu Hilfe kommen, ihnen helfen, sich zu entspannen.
Atme tief durch. Bereite Dich auf Deine wohltätige Aufgabe vor. Gönne Dir einen Moment des aufwallenden Mitleids und freudiger Hilfsbereitschaft.
Stelle Dir nun vor, wie Deine Hände die straffen Muskeln sanft massieren. Du spürst, wie die Muskeln in dankbarer Wohligkeit auf Deine Berührung eingehen. Während sich jetzt die Muskeln entspannen, wird die Linse auch aus ihrer gekrümmten Stellung erlöst und flacht sich erleichtert ab.
Schön entspannen sich jetzt die Muskeln, während Du tief durchatmest und Dich auf Deine Augenregion konzentrierst und Dir vorstellst, wie die Ciliar-Muskeln ihre chronische Verspanntheit verlieren. Sie bildeten sich ein, Dir einen großen Dienst damit erwiesen zu haben, daß sie die Linse so straff hielten, so daß sie sich nicht auf ferne Objekte einstellen konnten. Immerhin gab es ja einmal eine Zeit, wo Du überhaupt nicht sehen wolltest, was da draußen zu sehen war: dabei haben sie Dir geholfen.
Sei ihnen dankbar für die gutgemeinte Hilfe. Mach' ihnen aber klar, daß die Gefahr jetzt vorüber ist, und Du sehr gern auch ferne Objekte sehen

willst. Da geben die Muskeln einen erleichterten Seufzer, entspannen sich endlich und gestatten der Linse, wieder ein voll funktionstüchtiger Teil Deines Auges zu werden.

Atme tief hinein in diese Stimmung der Entspannung und leite diese Entspannung jetzt auf die äußeren Muskeln, die Dein Auge umgeben. Auch sie sind angespannt – auch sie brauchen freundliche Zuwendung. Die extra-okularen Muskeln sind hundertmal stärker, als sie für ihre Aufgabe eigentlich sein müßten. Es ist daher nicht nötig, sie zusätzlich zu kräftigen. Wir müssen vielmehr sicherstellen, daß sie locker und entspannt sind, damit sie ihre Aufgabe wohl erfüllen können. Jede Spannung im Körper teilt sich rasch den extra-okularen Augenmuskeln mit. Allgemeine Entspannung wird diesen Muskeln daher am besten helfen.

Stelle Dir diese Muskelbänder um Dein Auge herum vor. Spüre, wie sie Dein Auge vor lauter Kraft fast außer Form pressen. Mach' Dir die Verzerrungen der Sicht klar, welche diese Muskeln auslösen könnten, wenn sie das Auge zu straff hielten. Auch sie bilden sich ein, Dir einen Dienst zu erweisen. Sie sind noch Gefangene alter Gewohnheiten und Reaktionen auf Furchterlebnisse aus Kindertagen, denen Du heute ein bewußtes Ende setzen kannst.

Atme tief durch und stell' Dir vor, wie diese Muskeln sich bei jedem Ausatmen entspannen, als wenn Du schrittweise die Spannungen eines straff gehaltenen Seils oder Gummibandes nachlassen würdest. Die Muskeln seufzen erleichtert, als die Spannung nachläßt. Auch die Augen ändern ihre Form, als der straffe Zug dieser Muskeln jetzt nachzulassen beginnt, und sie können ihre natürliche Form wieder annehmen. Die gesamte Augenregion ist erleichtert, als das Gehirn jetzt endlich den überflüssigen Spannungen ein bewußtes Ende setzt. Warm strömt die Entspannung durch die ganze Augenregion.

Korrektur des Astigmatismus

Die meisten Kurzsichtigen leiden auch an dem sogenannten Astigmatismus. Das ist ein großes Wort für winzige Eindellungen und Unregelmäßigkeiten auf der Hornhaut. Die normalerweise glatte Oberfläche der Hornhaut verändert sich merkwürdigerweise durch Narben und Beulen und Eindellungen und verursacht dadurch eine Trübung des Bildes, das schließlich auf der Netzhaut auftrifft.
Um hier Besserung zu erreichen, müssen wir zunächst fragen, wodurch diese Veränderungen ausgelöst wurden, um dann nach zweckmäßigen Methoden einer Umkehrung dieser Entwicklung Ausschau zu halten. Wenn Du ohne diese Unregelmäßigkeiten und Unebenheiten auf der Hornhaut geboren wurdest, mußten sie irgendwann durch entsprechende Befehle des Gehirns verursacht worden sein. Richtig? –
Und wenn das Gehirn die Ursache setzte für diese Dellen und Unebenheiten, dann muß sich das Gehirn auch in die Pflicht nehmen lassen, wenn es gilt, diese Störung zu beseitigen.
Das bedeutet: Es ist angezeigt, eine weitere Visualisations-Übung auszuführen, diesmal mit dem direkten Ziel der Umkehrung astigmatischer Störungen.
Zu Beginn führe die Streck-, Häng-, Spring- und Holzhacker-Übungen aus. Dann lege Dich nieder zu einer ruhigen Visualisations-Übung. Dazu führe als erstes die bekannten Entspannungs-Übungen aus. Mit geschlossenen Augen konzentriere Dich dann wieder auf die Form Deiner Augen. Stelle Dir lebhaft die Oberfläche Deiner Hornhaut vor und achte auf all die kleinen Dellen und Unebenheiten.
Jetzt stell' Dir vor, daß Deine Hornhaut ein weiches, formbares Material ist. Es scheint zu ungeahntem Leben zu erwachen, Du kannst geradezu spüren, wie die Energie, die Du auf sie konzentrierst, die Hornhaut-Oberfläche gesund macht, stark und eifrig bereit, sich selbst wieder in die schöne glatte Form zu bringen.
Du kannst Dir vorstellen, daß tausende winziger Arbeiter emsig zu Werke gehen, um die Unebenheiten auf Deiner Hornhaut abzutragen. Sie stoßen und schlagen, massieren und polieren die Oberfläche Deiner Hornhaut bis sie endlich wieder eine einwandfreie, ganz glatte Form annimmt, die nicht nur frei von allen Unebenheiten ist, sondern darüber-

hinaus auch genau die richtige Krümmung angenommen hat, um das Licht präzise auf der Netzhaut zu bündeln.

Du spürst, wie wunderbar glatt Deine Hornhaut jetzt wieder ist. Vielleicht hat diese erste Sitzung die Unebenheiten auch erst teilweise beseitigt. Sollte dies der Fall sein, weißt Du ja, daß Du diese Übung so oft durchführen kannst, bis alle Unregelmäßigkeiten endgültig beseitigt sind.

Liege still und meditiere über Weichheit, Glätte und präzise Krümmung und widme Deiner Hornhaut all die liebevolle Zuwendung, die sie zur Heilung braucht.

Teil 3

Partnerübungen

Ein bestimmter
wie magischer Effekt
tritt ein
wenn ein Mensch
hineinschaut
in die Augen eines Anderen
der diesen Blick empfängt

Sehen
als soziale Begegnung

Blickkontakte –
durch Blicke Kontakte knüpfen

für manchen von uns eine
erschreckende Vorstellung

was für Gefühle löst das Wort
Blickkontakt
bei Dir aus

was für ein Gefühl ist es für Dich zu wissen
daß jetzt Übungen mit Blickkontakten
auf Dich zukommen
daß Du in Zusammenhang mit Deiner Heilung
sozialen Wechselwirkungen und
zwischenmenschlichen Beziehungen
ausgesetzt sein wirst

Denke zunächst einmal
darüber nach
wie Du Dich fühlst
wenn Leute Dich ansehn
und auch darüber
wie Du andere Leute
ansiehst

weichst Du Blickkontakten aus
oder macht es Dir Freude
anderen in die Augen zu sehen
und unter welchen Umständen
wünscht Du Dir
solch einen Kontakt

viele haben eine
tiefsitzende Angst davor
nach draußen zu sehen
und dem festen Blick
eines fremden Menschen
zu begegnen

woher kommt diese Furcht
ist sie berechtigt
oder macht sie vielleicht
auch die Möglichkeit
positiver Blickkontakte
zunichte

wir alle sind
in gewissen Graden
scheu
und einem Menschen
in die Augen zu sehen
ist immer ein Wagnis

in diesem Programm aber
ist es jetzt an der Zeit
daß wir uns an diesen Bereich
visueller Erfahrungen
wagen

so stellt sich jetzt also
die Frage
ob Du einen Partner hast
mit dem zusammen Du
die nächsten Übungen
durchführen kannst

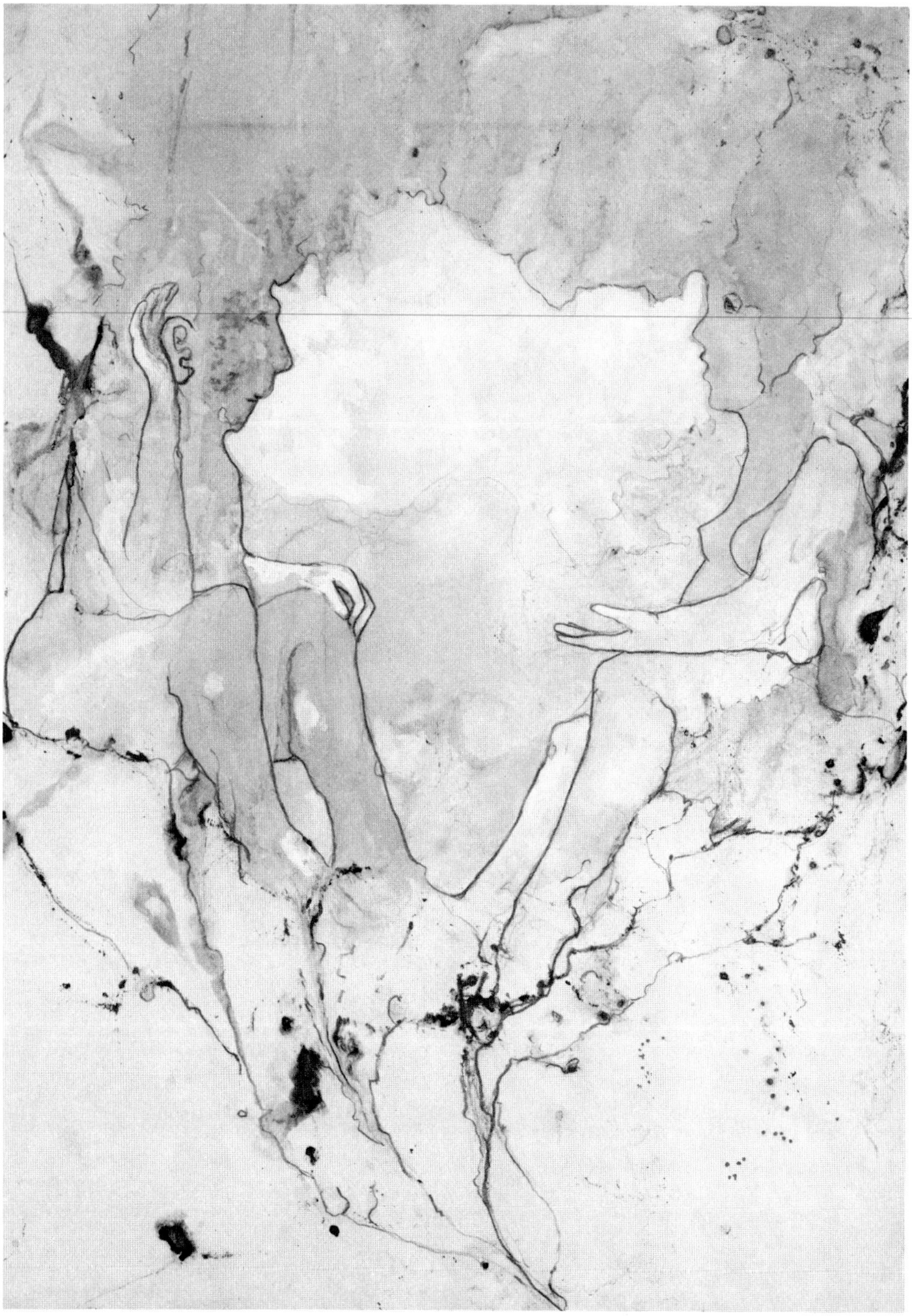

Kapitel 1

Sehen und gesehen werden

Setzt Euch einander gegenüber, etwa einen Meter voneinander entfernt, und nehmt die Brillen ab. Nun beginnt mit dieser spielerischen Übung. Einer von beiden hält seine Augen die ganze Zeit über geschlossen, während der andere seine nur etwa eine Minute lang geschlossen hält und sie dann öffnet und seinen Partner ansieht.

Versuche den Moment zu erspüren, wenn Dein Freund seine Augen öffnet und Dich ansieht. Stell Dir vor, daß sein Blick genügend Kraft ausstrahlen würde, um von Dir in dem Moment, in dem er seine Augen öffnet, empfunden zu werden.

Und beobachte, wie Du Dich fühlst, wenn Du annimmst, daß Du angestarrt wirst. Dies ist keine Übung zur Entwicklung hellseherischer Kräfte. Wir wollen uns nur an das Gefühl gewöhnen, im Blickpunkt zu stehen. Falls Du dabei tatsächlich jeweils herausfindest, in welchem Moment Dein Freund beginnt Dich anzusehen, wäre das bestimmt eine interessante Entdeckung, über die man nachdenken sollte.

Wichtig ist nur, daß Du Dich mit Deinem Freund über die Übung unterhälst, nachdem Ihr sie abwechselnd beide gemacht habt. Du solltest mit ihm auch darüber sprechen, wie Du Dich gefühlt hast, während er Dich ansah. Diese Übung eröffnet meistens eine allgemeine Unterhaltung über Blickkontakte, und der Erfahrungsaustausch in solchen Gesprächen ist für Dich von großem Wert. Entschließe Dich dazu, jetzt endgültig aus Deiner Ecke herauszukommen und Dich daran zu gewöhnen, auch mal im Mittelpunkt der Aufmerksamkeit zu stehen.

Die nächsten fünf Minuten über wirst Du, so gut es geht, einen Augenkontakt halten. Dabei ist enscheidend, daß Du auf Deine Atmung achtest, während Du den Blickkontakt aufrechterhälst. Falls es Dir bei längerem Augenkontakt unbehaglich zumute wird, solltest Du dieses Gefühl in Deinem Inneren genau untersuchen.
Versuch, den Blickkontakt etwa fünf Minuten lang aufrechtzuerhalten, ohne dabei auch nur ein Wort zu sprechen. Du kannst Dich gern dabei bewegen, Dich bequemer setzen vielleicht oder je nach Deinem Gefühl Deinen Gesichtsausdruck verändern. Aber vermeide unbedingt zu sprechen und beobachte die ganze Zeit über aufmerksam Deinen Gegenüber und Deine Atmung.
Hab keine Hemmungen zu lachen, Deine Nervosität zu zeigen oder Deinen Partner liebevoll oder auch ärgerlich anzusehen, wenn Dir danach zumute ist. Fühlst Du Dich mit Deinem Freund im Wettkampf, wer von Euch länger durchhält? Beobachte, was für nie erwartete Veränderungen Deine Gefühle durchlaufen. Aber halte Dich wie ein Kämpfer. Bleib im Einklang mit Deinen Gefühlen und Deiner Atmung und mach die Übung mit allem Ernst und aller Kraft weiter, solange Du kannst!
Denke daran, daß dies hier ein Experiment ist. Du wagst Dich in Bereiche des Sehens, die Dir vielleicht neu sein werden, wenn Du Schwierigkeiten mit so ausgedehnten Blickkontakten hast. Wenn es schwierig wird für Dich denke daran, daß Du nach Ende der Übung dem Freund Deine Erfahrungen erzählen kannst.
Sobald die fünf Schweigeminuten vorbei sind, kannst Du jederzeit darüber sprechen, durch was für Erfahrungen Du gerade gegangen bist. Aber behalte auch während der anschließenden Unterhaltung den Blickkontakt bei. Versuche herauszufinden, ob es einen Unterschied macht, ob Du dabei schweigst oder Dich unterhälst. Achte auch während des Gesprächs auf Deine Atmung und Deine Gefühle, und sprich auch darüber mit Deinem Freund.
Versuche, Deinem Partner eine Zeitlang nur ins linke Auge zu sehen, während Du Dich mit ihm unterhälst, und laß ihn das gleiche mit Dir tun. Was für ein Gefühl ist es, wenn einem jemand nur in ein Auge sieht?

Wechsle nach einer Weile zum rechten Auge über. In welches Auge schaust Du lieber? Oder macht das für Dich keinen Unterschied?
Schließt nun beide Eure Augen. Stell Dir ein paar Minuten lang das Gesicht und die Augen Deines Freundes vor. Öffne für einen Moment die Augen um zu sehen, wie genau Deine Vorstellung mit dem wirklichen Gesicht übereinstimmt. Schließe sie dann wieder um festzustellen, ob das Bild jetzt vollständiger und klarer ist.
Noch eine andere Übung:
Halte Deinen Zeigefinger etwa 30 Zentimeter vom Gesicht entfernt. Schaue von Deiner Fingerspitze zum Gesicht Deines Freundes und zurück. Sieh, welche Wirkung diese Übung zusammen mit der Blickkontakt-Übung hat, wenn Ihr beide zur gleichen Zeit abwechselnd vom eigenen Finger zum Gesicht des Anderen blickt und wieder zurück.

Blick- und Wortspiele für zwei

Stellt Euch ohne Brille im Abstand von bis zu einem Meter voreinander hin. Ihr seid nun für eine Weile Gegenspieler. Ihr sprecht über nichts Persönliches, sondern macht einfach Wortspiele und seht, was passiert und was Euch helfen könnte, tiefere Einblicke in emotionale Bereiche und Sehgewohnheiten zu bekommen.
Dies ist ein Rollenspiel. Du wirst wie ein Schauspieler eine Rolle übernehmen, bestimmte Sätze sagen und probieren, ob Du das was du sagst, mit dem entsprechenden Gefühl und der passenden Mimik ausdrücken kannst. Dieses Spiel soll Spaß machen und hat eher informatorischen Charakter.
Entscheidet, wer zuerst der Sprecher und wer der Empfänger sein soll. Wechselt nach dem ersten Mal die Rollen. Bei jeder Übung sollen beide Partner nacheinander beide Rollen spielen.
Der Sprecher beginnt nun auszuprobieren, auf welche verschiedenen Weisen er zum Anderen „Nein“ sagen kann.
Nimm einen tiefen Atemzug und sage ganz ruhig „Nein“. Versuche dann, auf andere Arten nein zu sagen und dabei verschiedene Gefühle auszudrücken. Aber haltet währenddessen den Blickkontakt! Sag „Nein“, während Du dem Partner direkt in die Augen siehst. Drücke Dein „Nein“ ebenso mit den Augen wie mit der Stimme aus. Wechsle nun über zum „Ja!“

Erforsche, welch unterschiedliche Stimmungen und Gefühle Du mitteilen kannst, indem Du dieses Wort zu Deinem Freund sagst, und halte währenddessen den Blickkontakt aufrecht.
Eine der Absichten dieser Übung besteht darin, Dich zu ermuntern, in Deine angestauten Gefühle, die vielleicht bei Dir unter der Oberfläche liegen, hineinzugleiten. Stell Dir z.B. beim „Nein"-sagen vor, daß Du ein kleines Kind bist. Stell Dir vor, Dein Freund wäre Deine Mutter oder Dein Vater. Beobachte, was für Gefühle an die Oberfläche kommen, wenn Du Deinen Standpunkt Deinen Eltern gegenüber behauptest.
Die nächste Stufe dieser Übung besteht darin, daß einer von Euch „Nein" sagt und der andere mit „Ja" antwortet.

„Nein"
„Ja"
„Nein"

Macht dies ein paarmal hintereinander. Sei aggressiv, sei passiv, sei eindringlich und hartnäckig und dann wieder flehend und inständig bittend. Sprich Dein Wort sowohl wütend als auch furchtsam aus. Versuche diese Gefühle mit dem ganzen Körper auszudrücken, so daß Du fühlen kannst, welche Kraft hinter den Worten und Deiner Stimme steht. Und natürlich solltest Du beobachten, wie dieses Spiel auf Dich wirkt.
Nachdem Du diese Übung gemacht hast, solltest Du dir Zeit nehmen, mit Deinem Freund darüber zu sprechen, wie Du Dich in den verschiedenen Rollen gefühlt hast. Mach dann eine Pause, und danach könntest Du vielleicht die folgenden Sätze probieren.
Einer von Euch könnte ein paarmal „Aus dem Weg!" sagen, während der Andere eine Weile passiv aber hartnäckig stehenbleibt bis er schließlich einwilligt und zur Seite tritt, um den Gegner vorbeizulassen.
Oder: Einer von Euch sagt „Bitte", während der Andere den Kopf schüttelt und „Nein" sagt. Sag „Bitte", als ob Du betteln würdest, dann ärgerlich, wütend, verzweifelt – und halte Blickkontakt, während Du zurückgewiesen wirst. Laß Deine Gefühle durch Deine Augen sichtbar werden. Mach Dir klar, was für Gefühle in Dir hochkamen, als Dein Freund sich auf Deine Aufforderung hin weigerte, Platz zu machen.
Schließe die Augen und sage: „Du kannst mich nicht sehen." Dein

Freund, der Dich mit offenen Augen ansieht, antwortet: „Ich kann Dich sehr gut sehen." Wiederholt diesen Zweizeiler zehnmal. Wenn Ihr wollt, laßt Euch zwischen den Zeilen Zeit, um Euch auf Eure Gefühle zu konzentrieren. Der Klang Deiner Stimme könnte bestimmt, entschieden, abwehrend, trotzig, herausfordernd oder ängstlich sein. Achte darauf, was für Gefühle dabei in Dir geweckt werden. Sprich hinterher mit Deinem Freund darüber.

Ein Freund im verschwommenen Bereich

Für die letzte Übung sollte sich Dein Freund so weit enfernt von Dir aufstellen, daß Du ihn vollkommen verschwommen siehst. Wieweit der Abstand beträgt, hängt damit von Deiner Sehschärfe ab.
Sag zu Deinem Freund: „Du bist verschwommen."
Dein Freund antwortet: „Ich bin nicht verschwommen."
Sprecht dies zehn- oder fünfzehnmal. Bleib mit Deinen Gefühlen in Berührung, während Du diese Worte auf verschiedenste Weisen aussprichst.
Sag zu Deinem Freund: „Ich will Dich klar sehen."
Dein Freund antwortet: „Das liegt an Dir."
Sprecht diese Worte wechselweise genauso oft wie bei der vorigen Übung.
Du sagst zu Deinem Freund: „Ich habe Angst, klar zu sehen."
Dein Freund antwortet: „Hab keine Angst."
Sprecht auch dies ein paarmal hintereinander.
Dann laß Deinen Freund langsam auf Dich zugehen. Laß ihn genau auf Dich zukommen, während Du beobachtest, wie er aus der Verschwommenheit auftaucht. Bleib dabei in Berührung mit Deiner Atmung und Deinen Gefühlen.
Stelle Dich dicht neben Deinen Freund, innerhalb des klaren Schärfenbereichs, uns sag zu ihm:
„Ich möchte Dich klar sehen."
Dein Freund antwortet:
„Das liegt an Dir."
An dieser Stelle geht Dein Freund ein paar Schritte zurück. Du wiederholst: „Ich möchte Dich klar sehen."

Dein Freund antwortet wieder: „Das liegt an Dir“, und geht nochmal ein wenig zurück.
Wiederholt das Ganze solange, bis Du Deinen Freund nicht mehr klar erkennen kannst.
An dieser Stelle fragt Dein Freund:
„Warum kannst Du mich nicht klar erkennen?“
Du gibst ihm einen Grund an, der Dir gerade einfällt.
Dein Freund wiederholt: „Warum kannst Du mich nicht klar sehen?“
Antworte mit einer anderen Begründung.
Dein Freund stellt seine Frage noch einige Male, und Du bringst immer neue Gründe, Entschuldigungen und Erklärungen vor.
Gib ruhig längere Erklärungen ab, und laß alle Gefühle, die hinter Deinen Begründungen stehen, in Dir aufsteigen. Erforsche jeden Aspekt, jede Möglichkeit, und beobachte, was Dir plötzlich aus Deinem Inneren ins Bewußtsein kommt, wenn Du Deine Sehschwäche begründen sollst.

Abschluß der Blickkontakt-Übungen

Am Ende sollte eine offene Diskussion über die Übungen dieses Kapitels stattfinden. Wenn sich in Euch jetzt Angst oder Wut angestaut hat, macht die entsprechenden Übungen, um Euch davon zu lösen.
Auf den folgenden Seiten könnt Ihr noch mehr Übungen kennenlernen, wenn Ihr gerne „weiterarbeiten“ möchtet. Außerdem sollte man diese Übungsserien mehrmals machen, um den vollen Nutzen aus ihnen zu ziehen. Wenn man die Übungen einmal macht, bekommt man einen ersten Einblick – aber nur durch häufige Wiederholungen kann man die tieferen Bereiche des Sehens erforschen. Wenn es Dir also irgend möglich ist, wiederhole dieses Kapitel in ein paar Tagen noch einmal und entscheide dann für Dich selbst, ob eine weitere Beschäftigung mit denselben Übungen Dir weiterhin neue und tiefere Einblicke in den Hintergrund Deines Sehproblems gibt.

Kapitel 2

Übungen zu Zweit

Die nächsten Übungen sollen sich als ebenso angenehm wie hilfreich erweisen. Du wirst wieder gemeinsam mit einem Freund Einblicke in Dein Inneres bekommen, während Ihr Euch gegenseitig helft, in den Bereichen Eurer Gefühle und Eures Sehvermögens zu forschen.

Die erste Übung heißt „Gegen die Brust stoßen". Du wirst feststellen, daß diese Übung Dir hilft, Dein Selbstbehauptungsvermögen aufzubauen. Außerdem fördert sie Deine Fähigkeit, Gefühle durch die Augen auszudrücken.

Die zweite Übung geht noch einen Schritt weiter in Beziehung auf die „Mann-gegen-Mann-Situation". In ihr werden Über-Unterlegenheitsgefühle erforscht und Du wirst herausfinden, wie Du solche Gefühle durch Deine Augen ausdrückst.

Die dritte Übung ist ein herrliches Spiel. Sie wird „Kamera-Übung" genannt, weil Du in diesem Spiel Kamera und Fotograph in einem bist und erfahren wirst, wie Deine Augen Bildeindrücke aufnehmen und diese Bilder für späteren Abruf im Gehirn speichern.

Vorher solltet Ihr unbedingt ein paar Auflockerungsübungen machen und dann noch ein paar andere Übungen anschließen.

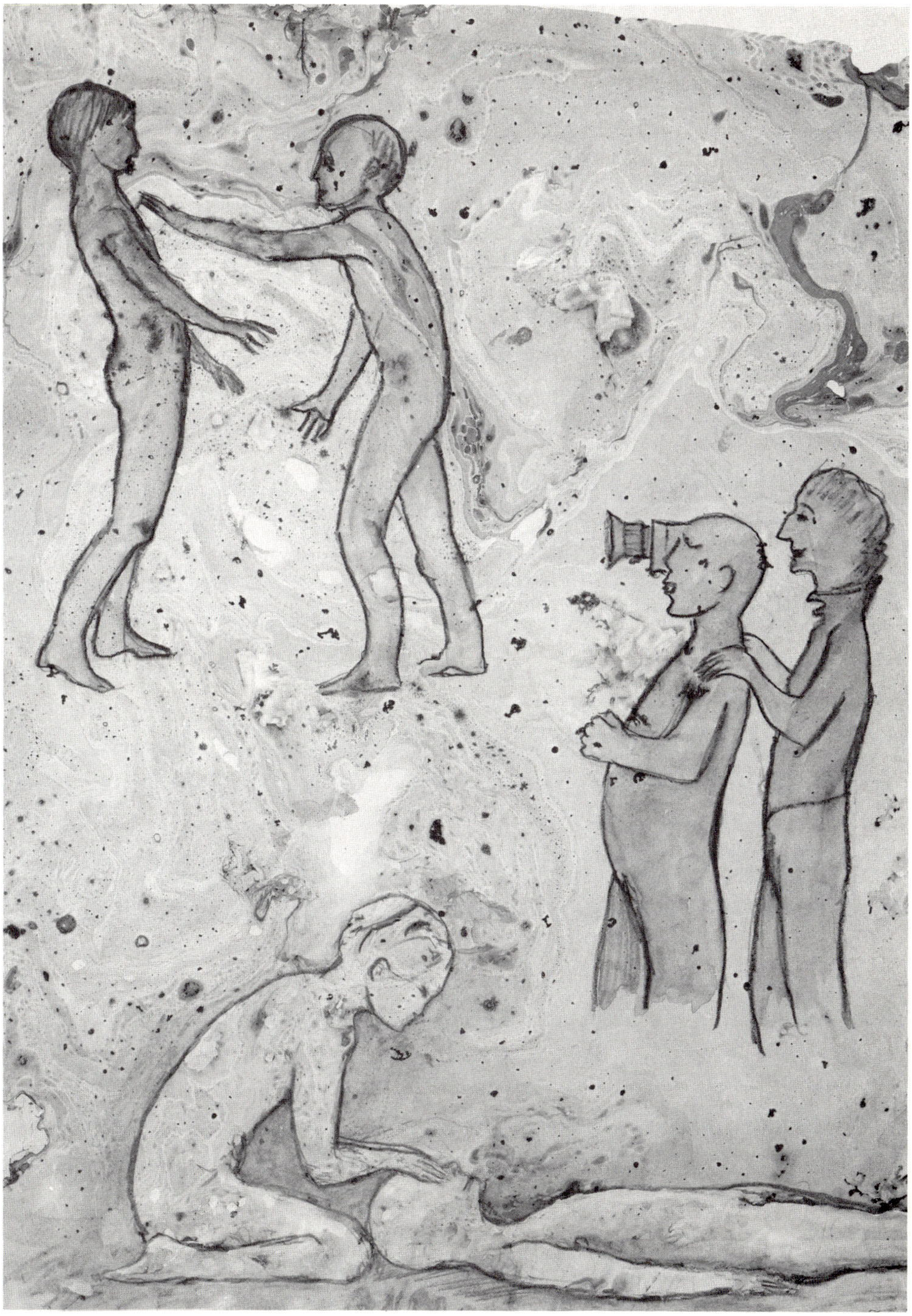

„Gegen-den-Brustkorb-stoßen“

Diese Übung ist im Grunde spielerisch, gleichzeitig aber wirst Du im Rollenspiel ernsthaft Gefühle ausdrücken. Einer von Euch wird den anderen vor die Brust stoßen, als ob er ihn regelrecht rückwärts umstossen wolle. Derjenige, der gestoßen wird, bleibt jedoch auf seinem Platz stehen, fest und herausfordernd, und hält die ganze Zeit über den Augenkontakt aufrecht.

Diese Übung ist für Kurzsichtige so besonders wichtig, weil diese so oft ihre durchsetzungskräftigen Blicke hinter Brillengläsern verbergen und außerdem gewohnheitsmäßig jeden Ausdruck von Selbstbehauptung oder Mut in ihren Augen blockieren. Wie wir am Anfang des Buches festgestellt haben, war es in der Kindheit notwendig, Emotionen nicht durch die Augen auszudrücken, die Energie der Gefühle nicht durch die Augen fließen zu lassen; als Erwachsener aber wäre es meist sehr nützlich, dazu fähig zu sein. Außerdem ist dies anregend für die Augen selbst und damit sehr hilfreich für eine Heilung in dieser Region. So wie Ärzte neuerdings leichte elektrische Stromstöße durch nicht funktionsfähige Körperteile ihrer Patienten hindurchschicken, um dem Körper den Anstoß für einen Heilungsprozeß zu geben, kannst Du mit dem gleichen Ziel Energie direkt durch Deine Augen hindurch senden. Setze Dich intensiv mit dieser Übung auseinander und durchforsche alle neuen Möglichkeiten, die sich dabei für Dich ergeben.

Stellt Euch einander gegenüber auf, vielleicht knapp einen Meter voneinander entfernt. Beginnt damit, abwechselnd den anderen mit den Händen vor die Brust zu stoßen, so daß einer den anderen ein wenig nach hinten über aus der Balance drückt. Beobachte, wie Du sehr schnell dazu übergehst, Deinen Schwerpunkt nach unten zu verlagern, um Deine Position besser halten zu können. Sieh, wieviel fester Du stehst und Deine Position hälst, wenn Du dabei durch den Mund atmest und beim Ausatmen die Luft langsam hinauspreßt mit einem Geräusch wie eine fauchende Katze.

Nun laß Deinen Partner Dich anstoßen, während Du nur standhaft Deine Position hälst. Halte Augenkontakt und probiere, wie gut Du Deine Entschlossenheit mit den Augen ausdrücken kannst. Strecke Deinen Körper den Stößen entgegen.

Der „Angreifer" sollte die Stöße im schnellen Rhythmus abgeben. Du solltest dem Angreifer wirklich trotzen. Geh leicht in die Knichocke und zische beim Ausatmen durch die geschlossenen Zähne hindurch. Setze den Stößen Druck entgegen, bis Du zum Angreifer wirst. – Aber vergiß nicht, zur Verteidigung Deine Augen zu benutzen. Laß Deinen Gegner die Entschlossenheit in Deinen Augen sehen!
Öffne Dich für Gefühle, die an die Oberfläche kommen könnten. Es gibt instinktive Reaktionen, die auch Du in Dir hast und mit Hilfe dieser Übung vielleicht hervorlocken kannst; und es wird Dir guttun, Dich einmal bis an Deine Grenzen zu bringen und Dich mit den da aufkommenden Gefühlen zu konfrontieren. Fühle Deine eigene Stärke!
Beobachte außerdem auch, was durch den Blickkontakt passiert. Gleichzeitig mit dem Ausströmen von Energie aus Deinen Augen führst Du außerdem eine sehr wichtige optrometrische Übung durch. Mit jedem Stoß bewegst Du Dich auf Deinen Freund zu und wieder von ihm weg; wodurch Deine Augen den Brennpunkt ständig verändern und neu bestimmen müssen, um Deinen Gegenüber in der Schärfe zu behalten.
Wechselt jetzt die Plätze und die Rollen. Beobachte wie Du Dich fühlst, derjenige zu sein, der angreift und schubst. Was für eine Wirkung hat es auf Deine Augen, die Widerstand leistende Energie des anderen zu empfangen?
Nachdem Ihr diese Übung das erstemal in beiden Rollen durchgespielt habt, solltet Ihr Euch zusammensetzen und über Eure Erfahrungen im Angreifen und Widerstand leisten sprechen; denn die Reflektion ist dabei ebenso wichtig wie die Übung selbst.
Informiert Euch gegenseitig darüber, ob sich Euer Herzschlag veränderte und wie diese Situation die Atmung beeinflußt hat. Und nun, nachdem Du Deinem Freund als Angreifer und als Verteidiger gegenübergestanden hast, probiere, was für ein Gefühl es jetzt für Dich ist, ihm in die Augen zu schauen. Inwieweit hat sich Deine Fähigkeit, Gefühle auszudrücken, durch die Übung verändert?

Überlegen und unterlegen sein

Hier eine andere Übung, in der man sehr schnell erfährt, wie machtvoll Blicke sein können. Leg Dich auf den Boden und laß Deinen Freund sich über Dir hinstellen; seine Füße sollten rechts und links Deiner Schultern sein.

Dein Freund sieht auf Dich herab und Du schaust hoch in seine Augen. Atme in die Gefühle, die dabei in Dir aufsteigen, hinein. Dein Freund sollte die Rolle einer herrschenden Person, eines brutalen Kerls, spielen, der Dich in eine unterwürfige Haltung zwingt. Beobachte wie Du reagierst, wenn Du total von dieser gewaltigen Figur über Dir beherrscht wirst. Laß Dich von Deiner Atmung zu den in Dir aufsteigenden Gefühlen führen.

Es kann sein, daß Du das Verlangen hast, etwas von Deinen Gefühlen auszusprechen. Macht Euch, bevor Ihr die Übung beginnt, klar, daß Du unter Umständen Leute aus Deiner Vergangenheit in Deinen Freund hineinprojizierst und daß alles, was Du in dieser Situation sagst zum Rollenspiel gehört und nicht gegen ihn gerichtet ist.

Dein Freund sollte möglichst, natürlich nur, wenn er mag, seine Rolle ausspielen, indem er z.B. sagt: „Jetzt hab ich Dich da, wo ich Dich hinhaben wollte“ oder „Hier hab ich das Sagen und Du tust, was ich will“. Worauf Du antworten könntest: „Laß mich in Ruhe“ oder „Faß mich nicht an“. Sag diese Sätze mehrere Male mit unterschiedlicher Betonung.

Noch einmal: Der Sinn dieser Übung liegt darin herauszufinden, inwieweit Du fähig bist, Deine Gefühle durch die Augen auszudrücken und die Veränderungen durch Deinen Körper in Beziehung zu bringen mit dem Energiefluß durch Deinen Körper und durch Deine Augen. Achte darauf, was die beherrschenden Augen Deines Freundes in Dir auslösen. Beobachte, ob Du diese Augen vielleicht irgendwie ausblendest oder es nicht fertigbringst, in sie hineinzuschauen. Und beobachte was mit Dir passiert, wenn Du plötzlich Deine bewußte Atmung verlierst. – Folge Dir in Deine Verstecke – beobachte einfach alles, was passiert. Wir erforschen ja eben Deine Neigung, die bewußte Aufmerksamkeit fallenzulassen und in unbewußte Bereiche abzudriften, um der störenden Realität aus dem Weg zu gehen. Und die Chance diesen Prozeß umzukehren, beginnt damit, sich selbst dabei zu ertappen.

Tauscht nun die Rollen. Jetzt bist Du die herrschende Person und stehst über Deinen Freund gebeugt. Was ist es für ein Gefühl, der Beherrschende zu sein? Geh in Deine Rolle hinein und spiele sie aus. Genieße das Gefühl der Macht, die Du jetzt hast, sonne Dich in dem Gefühl oben zu sein und Deinem Freund hilflos unter Dir zu haben. Auch wenn solche Gefühle unüblich oder fremd für Dich sein sollten – probiere sie aus – geh lieber das Abenteuer ein, etwas Neues zu probieren als in der begrenzten Vorstellung davon, wer Du seist, zu bleiben, nur weil dieses Bild von Dir Dich vor der äußeren Realität schützt.
Setzt Euch nun schließlich zusammen und schaut Euch als Gleichberechtigte in die Augen. Sprecht Euch offen darüber aus, wie Du Dich gefühlt hast und wie Du die Übung findest.

Die Kamera-Übung

Mit dieser Übung wirst Du
viel Freude haben beim Ergründen
wie Deine Augen funktionieren
und wie das Gehirn
Informationen verarbeitet

auch diese Übung machst Du
am besten mit einem Partner
wobei einer sich
hinter den anderen stellt
und seine Hände
auf dessen Schulter legt

derjenige der vorn steht
ist jetzt die Kamera
und er sollte die Augen
geschlossen halten
außer wenn die Person hinten
ihm kräftig auf die Schulter tippt

wenn Du von Deinem Freund hinter Dir
angetippt wirst
öffnest Du schnell Deine Augen
als ob sie der Verschluß
einer Kamera wären
und machst sie sofort wieder zu
so daß ein plötzlicher Eindruck
auf Deiner Netzhaut verbleibt
und als ein Einzelbild
in Dein Gehirn gesandt wird

derjenige der
die Fotos schießt
führt nun die Kamera
durch leichtes Antippen
der Schultern
zu der Position
von wo aus das Bild
aufgenommen werden soll

ein Tip auf die Schultern
ist der Auslöser
und schon ist das Bild aufgenommen

dann führst Du die Kamera-Person
zu einem anderen Objekt
um ein weiteres Bild aufzunehmen

nimm ungefähr zehn Bilder auf
und mach dann eine Pause
in der die Kamera-Person
mit noch geschlossenen Augen
angeben soll welche Eindrücke
der aufgenommenen Bilder
ihr in Erinnerung sind

dies macht Dir deutlich
wie Deine Augen und Dein Gehirn arbeiten
und daß ein einmal aufgenommener optischer Eindruck
in Deinem Gehirn bleibt
lange nachdem
die Reizaufnahme durch die Sinne vorbei ist

tauscht nun die Rollen
und macht weiterhin Fotos

diese Übung sieht einfach aus
doch man kann eine Menge lernen
wenn man sie öfter
eine längere Zeit hindurch macht

Du wirst diese Übung jedesmal
ein wenig anders empfinden
und es ist wichtig
daß Du ein Gefühl dafür entwickelst
wie Dein Empfinden sich ändert

denke daran Deine Atmung zu beobachten
und Du wirst merken
wie Deine Wahrnehmungserfahrungen
durch unterschiedliche Atemmuster
bestimmt werden

Du solltest auch
mit verschiedenen Verschlußzeiten arbeiten
indem Du manche Bilder nur eine Sekunde belichtest
und andere bis zu einer Minute
oder manchmal für eine Aufnahme
mehrere schnelle Lidschläge hintereinander machst

ich wünsch Dir viel Spaß dabei
und daß Du an den Aufnahmen Freude hast

Diese Übung berührt die Essenz einer Anzahl von neuen Therapie-Entwicklungen; sie gehört in den Bereich der Gesprächstherapie. Normalerweise hilft hierbei einer dem anderen mit seinen Gefühlen besser zurechtzukommen: Wir werden diese Technik jetzt für Deine Sehkraft einsetzen.

Die Technik ist frappierend einfach. Einer von Euch wird für etwa eine halbe Stunde sprechen, während der andere still ist. Der Sprechende bekommt diese halbe Stunde, um seine Gedanken, Gefühle, Erinnerungen und Wünsche auszudrücken, während der andere etwas tut, was auch der beste Freund absolut niemals tut – eine halbe Stunde lang schweigen, ohne Rat oder Hilfe anzubieten.

Als ich zum erstenmal mit dieser Technik arbeitete, war ich höchst erstaunt, weil ich erkannte, daß auch die besten Freunde dem Sprechenden niemals völlige Freiheit lassen, seine Gefühle bis ins letzte auszudrücken. Wir möchten uns immer einschalten, um Trost und Rat anzubieten; aber wir erlauben selten einem Gesprächspartner, etwas völlig bis zu Ende zu erzählen. In dieser Übung kann man ein Thema ganz bis zu Ende bringen, ohne unterbrochen zu werden.

Ihr sitzt jetzt also beide bequem, Du und Dein Freund. Du achtest auf Deine Atmung. Und was jetzt? Du wirst vielleicht ein oder zwei unerquickliche Minuten durchmachen, weil Du eine gewisse Leere in Dir fühlst und Dir nichts einfällt. Halte durch – niemand zwingt Dich, überhaupt etwas zu sagen. Es gibt keine Regeln oder Erwartungen, außer daß Du eine halbe Stunde Freiraum hast. Du kannst ganz ruhig abwarten, was für Gedanken Dir kommen. Wir haben alle irgendwelche Spannungen in uns, die, sobald wir sie nicht mehr zurückhalten, an die Oberfläche kommen.

Weil dies ein Sehprogramm ist, wirst Du vielleicht über die Seherfahrungen Deiner Kindheit sprechen, oder über Deine heutigen Gefühle in bezug auf die Heilung, an der Du arbeitest. Es ist aber genauso in Ordnung, wenn Du merkst, daß Du über etwas sprichst, das überhaupt nichts mit dem Sehtraining zu tun hat. Alles ist miteinander verflochten; und Du weißt nie, wann die Weisheit Deines Körpers die Erinnerung an irgendein bestimmtes Gefühl an die Oberfläche Deines Bewußtseins bringen wird. Jenes Gefühl kann Saiten in Dir zum Schwingen bringen und Dich plötzlich überfluten mit inneren Einblicken, die Dir Klarheit über die Gründe Deiner visuellen Verfassung verschaffen.

Sei nicht überrascht, wenn Du plötzlich Gefühlsausbrüche hast, wenn Du plötzlich anfängst zu weinen oder einen Wutausbruch bekommst. Es kann auch passieren, daß Du geschüttelt wirst, wenn plötzlich Energie durch Deinen Körper fließt, die für Dich unerwartet kommt und Dich vielleicht für einen Moment überwältigt. Was immer in dieser halben Stunde passiert, laß Dich von Deinen Gefühlen treiben.

Wenn die halbe Stunde um ist (Du kannst auch mehr oder weniger Zeit festsetzen), solltest Du unbedingt mit Deinem Freund tauschen und ihm die gleiche Zeitspanne zum Sprechen geben. Dadurch wird das Ganze ein gleichwertiger Austausch. Jetzt machst Du die Erfahrung, für eine bestimmte Zeit Zuhörer zu sein und siehst wie es ist, jemandem konzentriert und schweigend zuzuhören.

Nach Abschluß der Sitzung könntet Ihr Euch vielleicht mit ein paar Streckübungen auflockern.

Es wäre gut, wenn Du irgendwann später am Tag oder am Abend eine halbe Stunde allein verbringen könntest, um über die Übung zu reflektieren oder auch um ein wenig zu meditieren. Du kannst den Wert Deiner emotionalen Erfahrungen wesentlich erhöhen, indem Du über sie reflektierst. Beobachte, wie Du Dich Tag für Tag veränderst. Wie sich die Spannung im Körper und in den Augen verändert, wie Deine Atmung sich verändert und Deine Ansicht darüber, wie Du funktionierst. Eine Hälfte dieses Programms besteht aus Aktivitäten, die andere Hälfte aus Reflektion. Nur wenn beide Hälften in die Arbeit einbezogen werden, findet wirkliches Wachstum statt.

Heilende Hände

Zum Abschluß des Programms noch eine Übung, in der deutlich wird, wie wichtig es ist, mit einem Freund zusammen zu arbeiten. In anderen Übungen hast Du manchmal die Augen mit den eigenen Händen bedeckt; nun werden es die Hände eines Freundes sein, die die heilenden Kräfte in Deine Augen lenken.

Science Digest veröffentlichte kürzlich (Mai 1982) in einem Artikel Versuchergebnisse, nach denen die Hände eines Heilers mit Sicherheit die Gesundheit von Bakterienkolonien verändern konnten. Dies zeigt erste Angaben darüber, daß die uralten Rituale des Handauflegens, die alle ursprünglichen, „primitiven" Kulturen zum Heilen einsetzen, von wissenschaftlich prüfbarem Wert sind. Mit diesem Bereich beschäftigt sich die letzte Übung.

Ziehe Dich mit Deinem Freund in einen ruhigen Raum oder an einen ruhigen Ort außerhalb des Hauses zurück, wo ihr die nächste halbe Stunde bestimmt nicht gestört werdet. Lege Dich auf den Rücken und laß Deinen Freund an Deinem Kopfende in bequemer Reichweite Deines Gesichtes sitzen.

Beginne damit, Dich auf Deine Atmung zu konzentrieren, während auch Dein Freund sich entspannt und seine Aufmerksamkeit auf seine Atmung richtet. Bei diesem Experiment wirst Du von innen her arbeiten, während Dein Freund von außen auf Dich einwirkt. Dein Freund sollte seine Hände kräftig aneinanderreiben und dann einen Moment mit aufeinandergepreßten Handflächen dasitzen.

Ein wesentlicher Aspekt dieser Übung besteht darin, daß Dein Freund für Dich und Dein Verlangen, wieder klar zu sehen, Mitgefühl hat. An dieser Stelle würde eine kurze Konzentration auf solche Gefühle den Erfolg der Übung außerordentlich steigern. Du kannst inzwischen auch zum Erfolg beitragen, indem Du tief atmest und von Deinen Füßen her eine Welle von Wärme und Licht in Deinen Körper fließen läßt, die in Dir aufsteigt, Dich entspannt und Dich ganz mit einem kraftvollen weissen Licht erfüllt.

Stell Dir nun die Hände Deines Freundes vor. Stell Dir vor, wie diese Hände aus dem Kosmos heilende Energie empfangen. Dein Freund wird nun seine eigene Energie in Deine Augen hineinsenden und außerdem heilende Energie aus dem Universum an Deine Augen weitergeben. Nimm einfach mal auf spielerische Weise an, daß es so etwas geben könnte, statt von vornherein zu entscheiden, ob dies möglich ist oder nicht. Beobachte, was tatsächlich passiert – und finde für Dich selbst heraus, ob man tatsächlich mit Handauflegen Wirkung erzielen kann.
Wenn Dein Freund dann zum Heilen bereit ist, werden sich seine Hände sanft auf Deine Augen senken. Er sollte weiterhin seine Atmung auf die Hände über Deinen Augen konzentrieren, etwa zwei bis fünf Minuten lang, während Du einfach atmest und abwartest was passiert. Naturgemäß wirst Du bei den ersten Malen, die Ihr diese Übung macht, noch nicht allzuviel bemerken, dann es braucht Zeit, diese Technik zu entwickeln und zu üben. Mach also mehrere Sitzungen, bevor Du entscheidest, ob diese Übung für Dich einen Wert hat oder nicht.
Du könntest Dir vorstellen, wie heilende Energie und Licht durch die Hände Deines Freundes hindurch in Deinen Körper eintritt; und gleichzeitig stell Dir vor, wie Dein eigener Körper Energie und korrigierende Impulse zu Deinen Augen sendet, sodaß die Augen aus beiden Richtungen Hilfe und Führung im Heilungsprozeß erhalten. Die Konvergenz Deiner eigenen und Deines Freundes Kraft macht diese Übung besonders wirksam.
Um die Übung zu beenden, wird Dein Freund nun langsam seine Hände von Deinen Augen nehmen. Bleibe noch einen Moment ruhig liegen und komm dann langsam hoch; blinzle, laß Deine Augen sich freiwillig öffnen, blicke ohne Erwartungen um Dich und stelle fest, wie gut Du im Moment sehen kannst und akzeptiere es.

Kapitel 3

Entwickeln eines eigenen Übungsplanes

Wir sind jetzt am wichtigsten Punkt des gesamten Programms angelangt. Du hast Dir das Buch durchgelesen; vielleicht hast Du Dir auch zwischendurch Zeit genommen, die Übungen auszuprobieren.
Und an dieser Stelle nun setzt Du das Ergebnis Deines Sehtrainings fest. Entweder wirst Du jetzt das Buch aus der Hand legen und die Sache damit auf sich beruhen lassen – oder Du nimmst die Möglichkeit wahr, in das Programm einzusteigen und dabei zu bleiben, bis Du wieder klar sehen kannst.
Vielleicht hast Du erwartet, daß Dir an dieser Stelle ein fester, regelmäßiger Übungsplan vorgesetzt wird. Weil es aber bei dieser Art zu heilen wichtig ist, zur richtigen Zeit zu handeln, möchte ich Dich stattdessen eher ermuntern, das Programm erst einmal zur Seite zu legen, falls Du das Gefühl haben solltest, daß es im Moment für Dich nicht der richtige Zeitpunkt wäre, in das Programm einzusteigen. Vielleicht brauchst Du eine gewissen Zeit – das kann eine Woche, ein Monat oder ein Jahr sein – um Dir das Grundkonzept dieses Buches durch den Kopf gehen zu lassen, bevor Du Dich der Vorstellung, daß Du Dich tatsächlich selbst heilen kannst, gegenüber öffnest.
Setzte ruhig einmal eine Weile aus, wenn Dir danach zumute ist, ohne deswegen irgendwelche Schuldgefühle zu entwickeln. Du wirst nicht vergessen, daß Du kurzsichtig bist; denn Du spürst es ja laufend. Und dadurch, daß Du dieses Buch gelesen hast, hast Du Ideen aufgenommen, die sich in Dir festsetzen und entwickeln werden, bis sie soweit gereift sind, daß Du sie in Handlungen umsetzen kannst.
Wenn Du aber schon jetzt bereit bist, das Programm in seiner Gesamtheit anzunehmen und es in Deinen normalen Tagesablauf zu integrieren, kann ich Dir zum Aufstellen Deines Übungsplans ein paar helfende Hinweise geben.
Wie Du weißt, besteht dieses Programm aus zwei Teilen. Der erste Teil besteht aus der inhaltlichen Auseinandersetzung mit dem Problem, und meine Empfehlung ist, jeden Tag einen Abschnitt daraus zu lesen. Du wirst feststellen, daß beim mehrmaligen Lesen dieser Abschnitte Du jedesmal mit einem anderen Verständnis an die Sache herangehst und daß durch mehrmaliges Nachdenken von verschiedenen Blickwinkeln aus sich Dein inneres Verständnis für den Sehprozeß vertieft.

Der zweite Aspekt des Programms ist natürlich der Übungsteil. Wie entscheidest Du nun also, welche der Übungen Du machen wirst, wie oft, wie lange usw?

Statt hier Anweisungen zu geben, denen Du folgst, möchte ich Dich an diesem Punkt lieber zu aktiver Teilnahme auffordern. Das heißt, daß Du deinen Übungsplan selbst entwirfst, indem Du Dir das Inhaltsverzeichnis ansiehst, alle Übungen durchgehst und dann überlegst, welche Übungen Du anfängst eine bestimmte zeitlang zu machen. Indem Du darüber selbst entscheidest, bekommst Du einen viel besseren Überblick über das Programm im allgemeinen und auch darüber, wie Du zu jeder einzelnen Übung stehst.

Auf keinen Fall solltest Du sie als eine Art sportlicher Ertüchtigung auffassen, zu der man sich zwingt, weil man weiß, daß es einem guttut; auch wenn man eigentlich gar keine Lust hat. Diese Übungen hier sollst Du nur dann machen, wenn Du in der Stimmung dafür bist und Du sie mit wirlicher Freude machst. Die Wirkung des ganzen Programms kann sich überhaupt nur dann entfalten, wenn Geist und Körper mit Freude dabei sind.

Falls Du einige der Übungen irgendwie störend oder unangenehm findest, solltest Du über Deine Reaktion in diesen Fällen nachdenken. Warum lehnst Du jene bestimmte Übung ab? Du solltest Dich nicht zwingen, sie zu tun, wenn Du sie ablehnst; was Du aber tun solltest, ist, immer wenn Du zu dieser Übung kommst, einen Moment innezuhalten, über den Grund Deiner Ablehnung nachzudenken, dabei bewußt in das Gefühl hinein zu atmen und zu beobachten, was dabei in Dir vorgeht. Meistens ist es eine Angstreaktion, die Dich davon abhält, die Übung zu machen. Auf keinen Fall solltest Du Deine Angst unterdrücken und die Übung trotzdem machen – Du solltest vielmehr dieses Gefühl von Angst bewußt erleben, eine Beziehung dazu bekommen und Verständnis dafür haben; mit der Zeit wirst Du Dich entspannen und die Angst wird nachlassen und verschwinden, so daß Du imstande sein wirst, diese Übung zu machen.

Viele gehen das Programm so an, daß sie einfach die Übungen der Reihe nach machen, indem sie ein- oder zweimal im Monat das gesamte Buch durchgehen und somit regelmäßig sämtliche Aspekte des Programms abdecken.

Spezielle Suchtechnik zum Auswählen von Übungen

Dies ist eine besondere Technik, mit deren Hilfe man individuell auf psychologischer Basis arbeitet beim Auswählen der Übung, die man am sinnvollsten als nächstes angeht.
Schließ zuerst für einen Moment Deine Augen, atme und fühle den Kontakt mit Deiner Lebenskraft – erfühle Deinen momentanen Zustand und laß Dich von ihr führen.
Nun öffne die Augen und wirf einen kurzen Blick auf das Inhaltsverzeichnis. Laß Deine Augen beim Ausatmen die Liste von oben nach unten überfliegen und beim Einatmen von unten nach oben. Versuche, dabei nicht zu lesen, sondern sieh einfach, welche Worte Dir von selbst entgegenkommen, während Du ein- und ausatmest in Verbindung mit Auf- und Abwärtsbewegungen Deiner Augen.
Normalerweise zwingen wir unsere Augen, so schnell wie möglich zu lesen – nun läßt Du Deine Augen einmal völlig frei und ungezwungen auf eine Seite voller gedruckter Worte blicken; spielerisch und ohne Zielsetzung. Sieh einfach, welche Worte Dir in die Augen springen. Da! Diese Übung dort winkt Dir zu und zieht Deine Aufmerksamkeit auf sich. Das ist Deine. Mach die Übung und komm dann wieder aufs Inhaltsverzeichnis zurück um zu sehen, welche Übung die nächste ist. So einfach ist das!
Es ist völlig in Ordnung, wenn Du z.B. einen ganzen Monat lang immer wieder dieselben drei Übungen machst, die Dir vielleicht gerade besonders gefallen. Dieses Programm hat absolut keine Grenze. Was zählt ist die Erfahrung jedes Augenblicks; denn sie wird Dich in Deiner Entwicklung weiterbringen. Wenn Du Dir vornimmst, Deine Augen zu zwingen, z.B. in drei Wochen wieder klar zu sehen, erschwerst Du damit den Gesundungsprozeß nur. Pflanzen wachsen ihrer inneren Natur entsprechend; und die Entwicklung Deiner Sehfähigkeit unterliegt den gleichen Gesetzen. Die Gesundung ist ein Prozeß, den Du dahin unterstützen kannst, daß sein natürlicher Verlauf nicht verlangsamt wird, Du kannst aber nicht durch Zwang seinen Verlauf beschleunigen. Die Natur ist der Schlüssel zur Gesundung. Und die Heilung wird durch Unterstützung und Aktivierung des natürlichen Prozesses eintreten. Habe also Vertrauen zu Dir, laß Dir Zeit und erfreue Dich an jedem Augenblick des Heilungsverlaufs.

Du wirst jedoch zu keiner klaren Sehfähigkeit kommen, solange Du nicht die Fähigkeit entwickelst, Dich zu freuen. Ein großer Teil dieses Programms zielt tatsächlich auch darauf ab, Dir Freude zu machen, wie Du vielleicht schon bemerkt hast. Die Übungen sind abenteuerliche Forschungen in Bereichen Deines Inneren, die Du vielleicht nie berührt hättest, wenn Du nicht versuchen würdest, Deine Sehfähigkeit zurückzuerlangen.
Dies bringt mich auf einen Gedanken, mit dem ich dieses Buch abschliessen möchte. Es gibt eine bestimmte Einstellung zu dieser Art visuellen Fehlverhaltens, die Wunder wirken kann. Wenn Du Deiner Kurzsichtigkeit negative Gefühle entgegenbringst, ist dies ein negativer Aspekt in Deinem Leben, und Du stellst Dich damit etwas, das zur Gesundung wesentlich ist, entgegen.
Sieh es einmal so – wenn Du die Umwelt als Kind nicht hättest verschwimmen lassen, wärst Du vielleicht emotional viel stärker getroffen, sodaß es Dir heute tief im Innern viel schlechter ginge. Deine Kurzsichtigkeit diente Dir als Schutz. Sei dankbar dafür.
Und sei auch dakbar fur die Tiefe Deiner Empfindungen, zu der Du gekommen bist, weil Du kurzsichtig warst. Du hast Dich nach innen gewendet. weil Du die Außenwelt nicht klar sehen konntest. Sieh Deine Verinnerlichung als etwas Positives an – sie hat vielleicht wesentlich dazu beigetragen, daß Du wurdest, wer Du heute bist.
Und nun denke an den Weg, den Du mit diesem Programm gehst – Hunderte von Erfahrungen kommen auf Dich zu – dadurch, daß Du diese Übungen machst. Ohne Deine Kurzsichtigkeit hättest Du diese Bereiche vielleicht nie erforscht.

Teil 4

Mandala-Meditationen

Wenn Du plötzlich siehst
wie Du Deine Energie
in neue Bahnen lenken kannst
bist Du ins Nicht-Denken gesprungen
Einsichten die wirklich
Sicht nach Innen sind
passieren nicht durch Gedanken
sondern tauchen nur
in einem Augenblick auf
da alles Denken stillsteht

Joel Kramer

I

Möchtest Du klar sehen ?

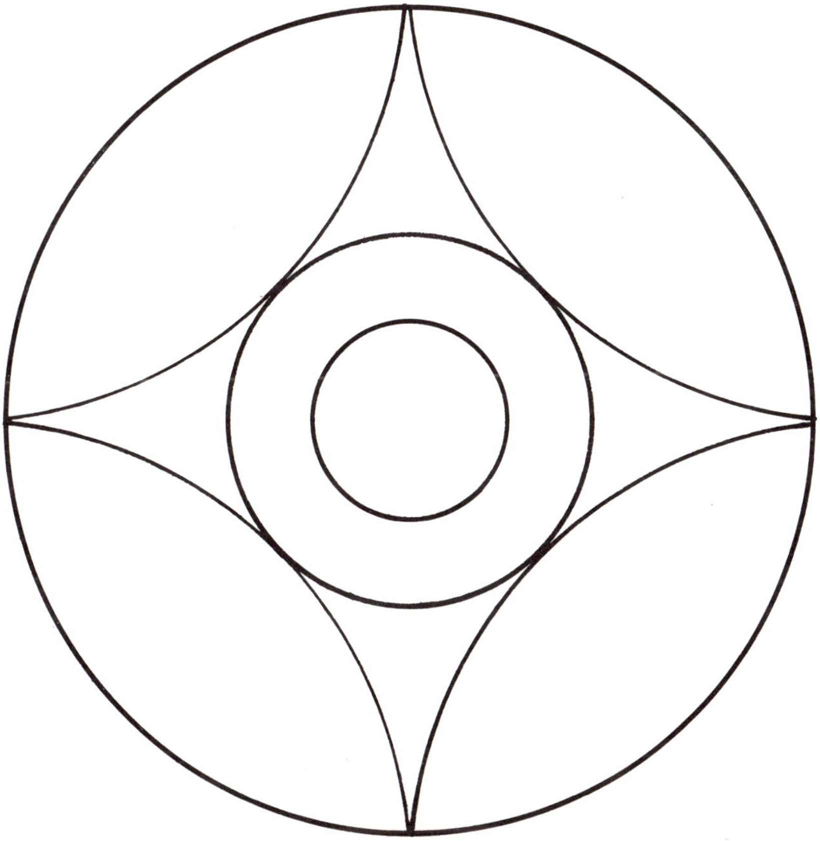

Atme !

II

Stellst Du Dich Deiner Außenwelt?

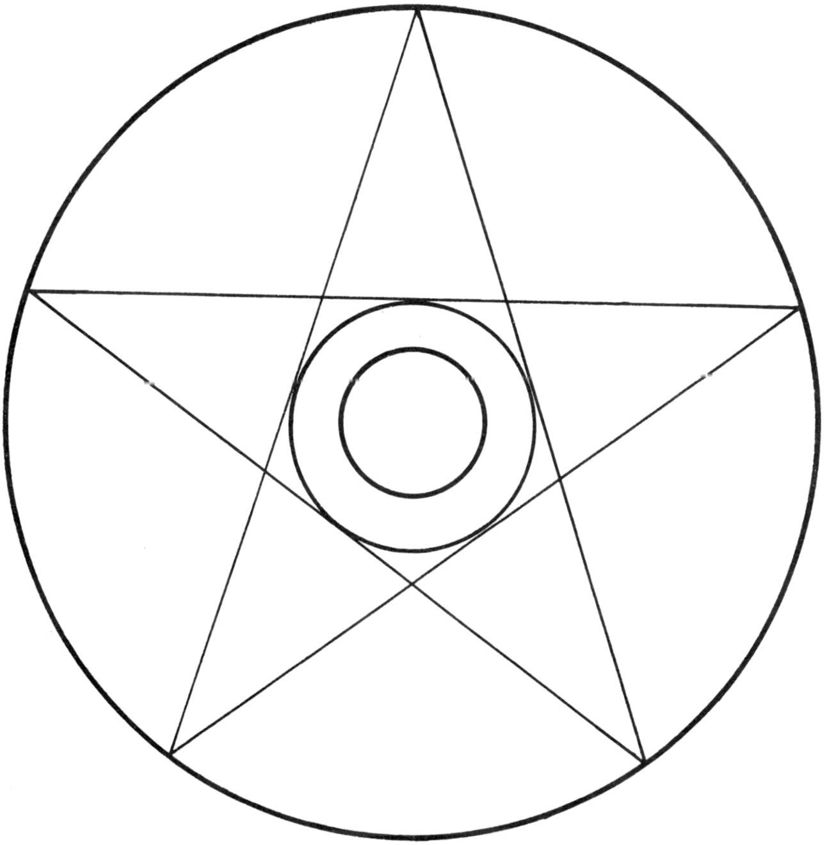

Entspanne Dich !

III

Liebst Du Dich ?

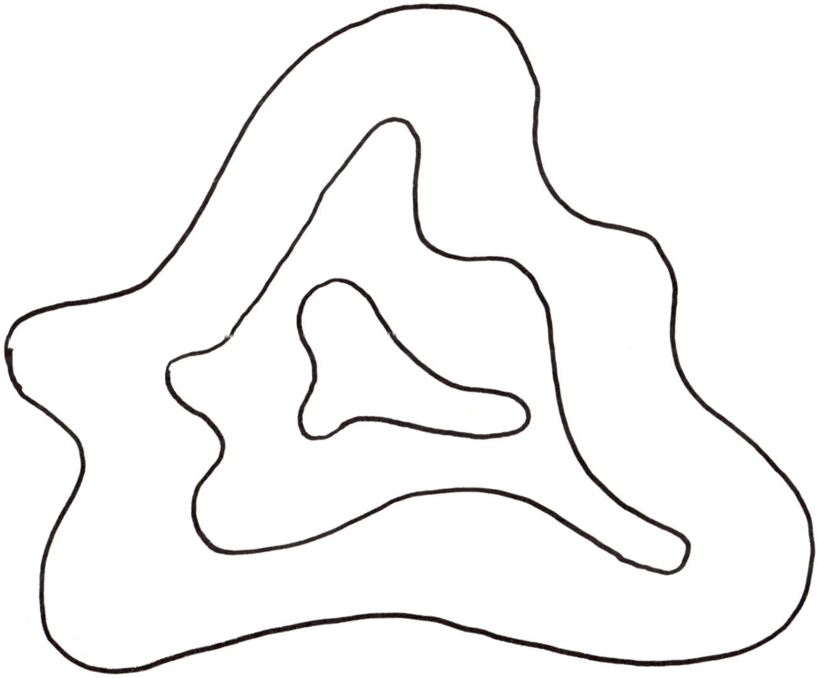

Heile Dich selbst !

IV

Kannst Du Deiner Angst entgegentreten ?

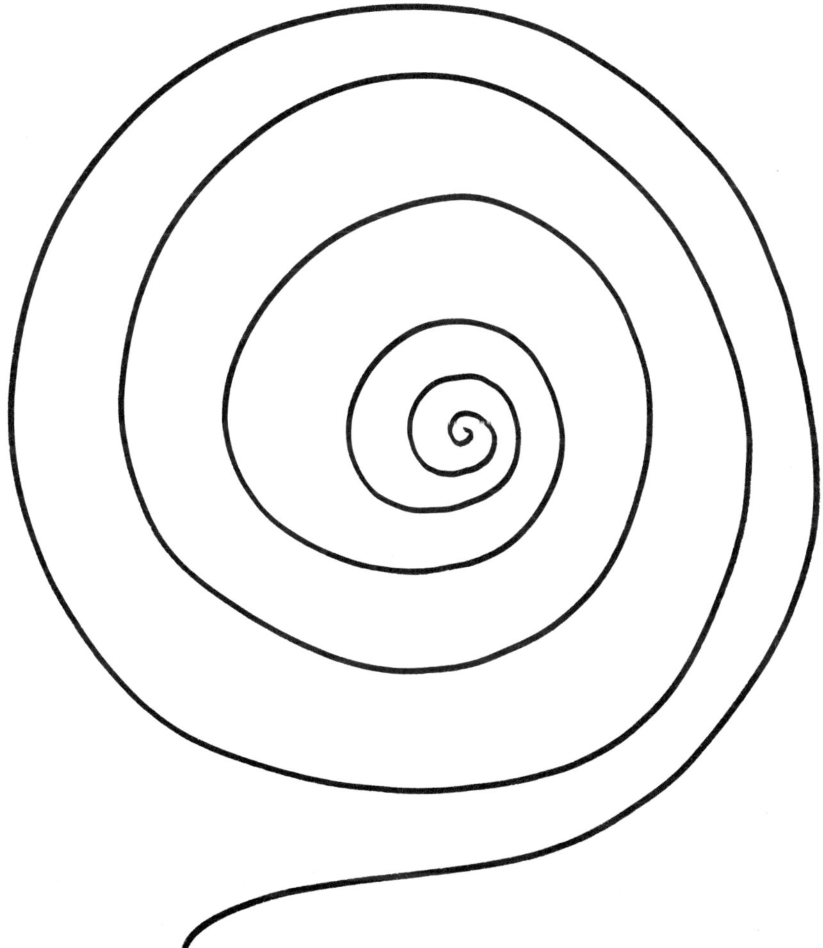

Stelle Dich dem Risiko !

V

Kannst Du Dich selbst erkennen ?

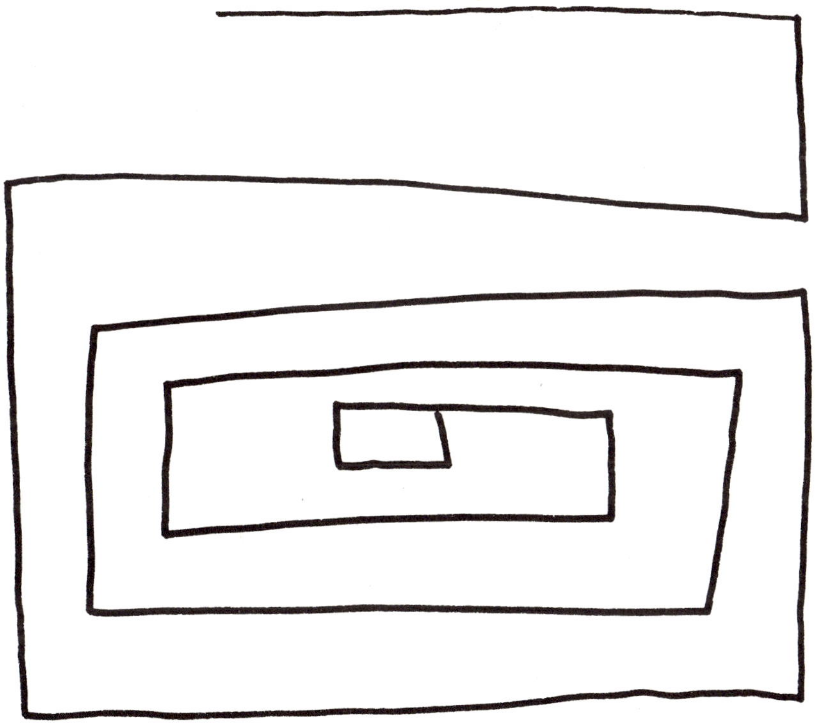

Denke nach !

Fühlst Du Energie durch Deine Augen fließen ?

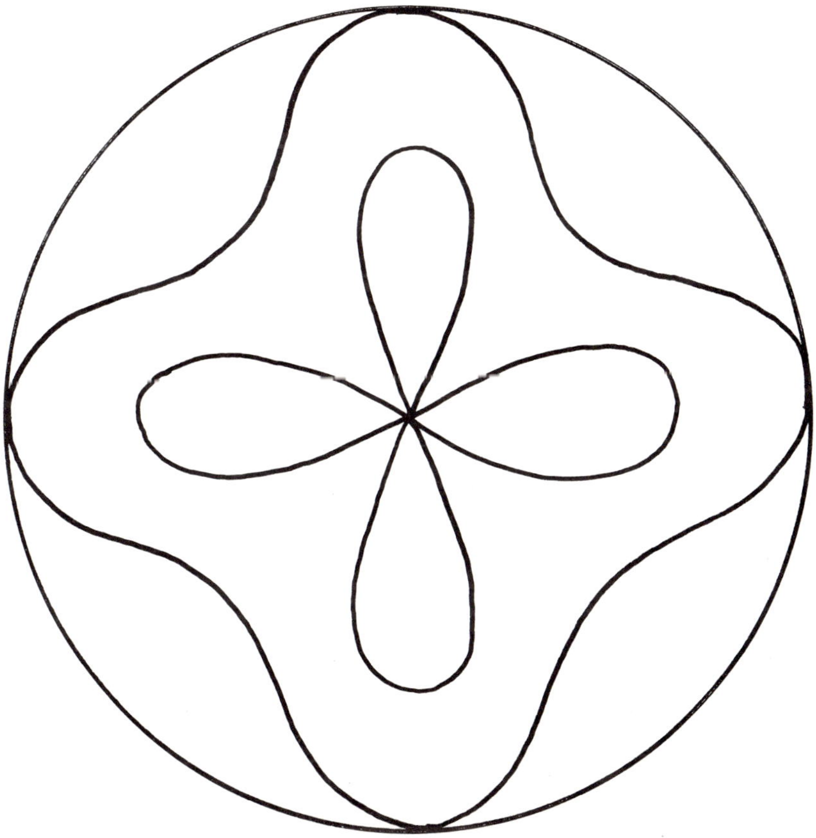

Aktiviere Deine Heilkräfte !

VII

Kannst Du Dich selbst heilen ?

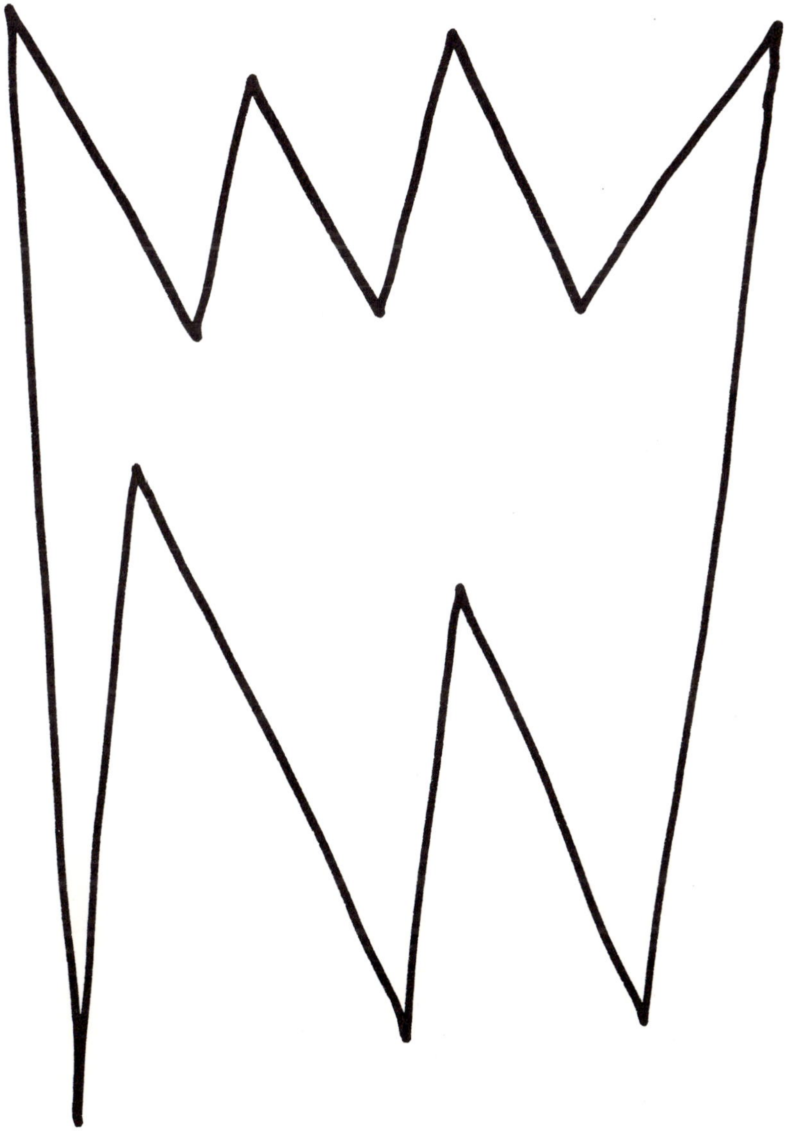

Bereite Dich vor !

Kannst Du in Dich hineingehen ?

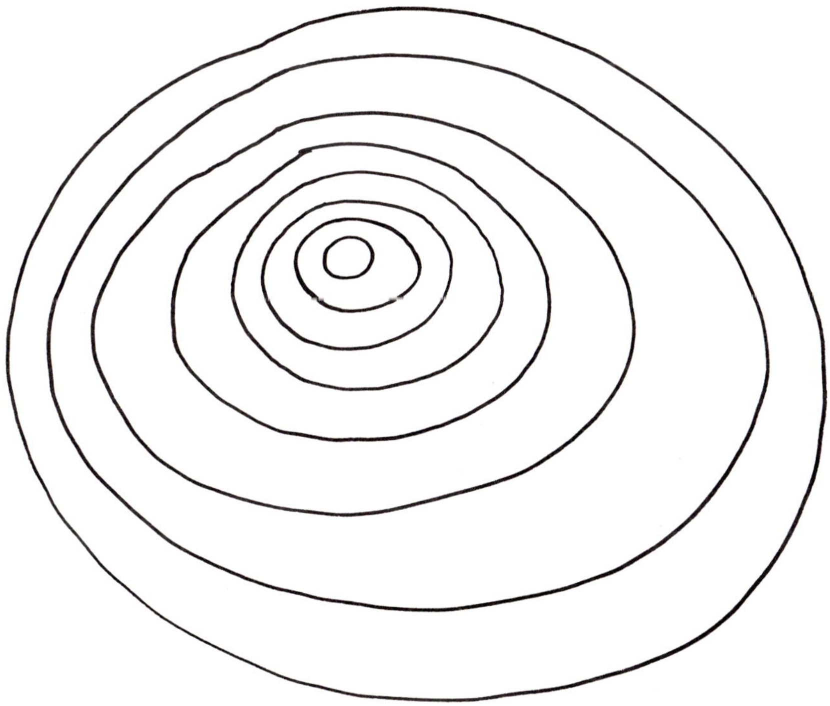

Fühle intuitiv !

IX

Bist Du bereit ?

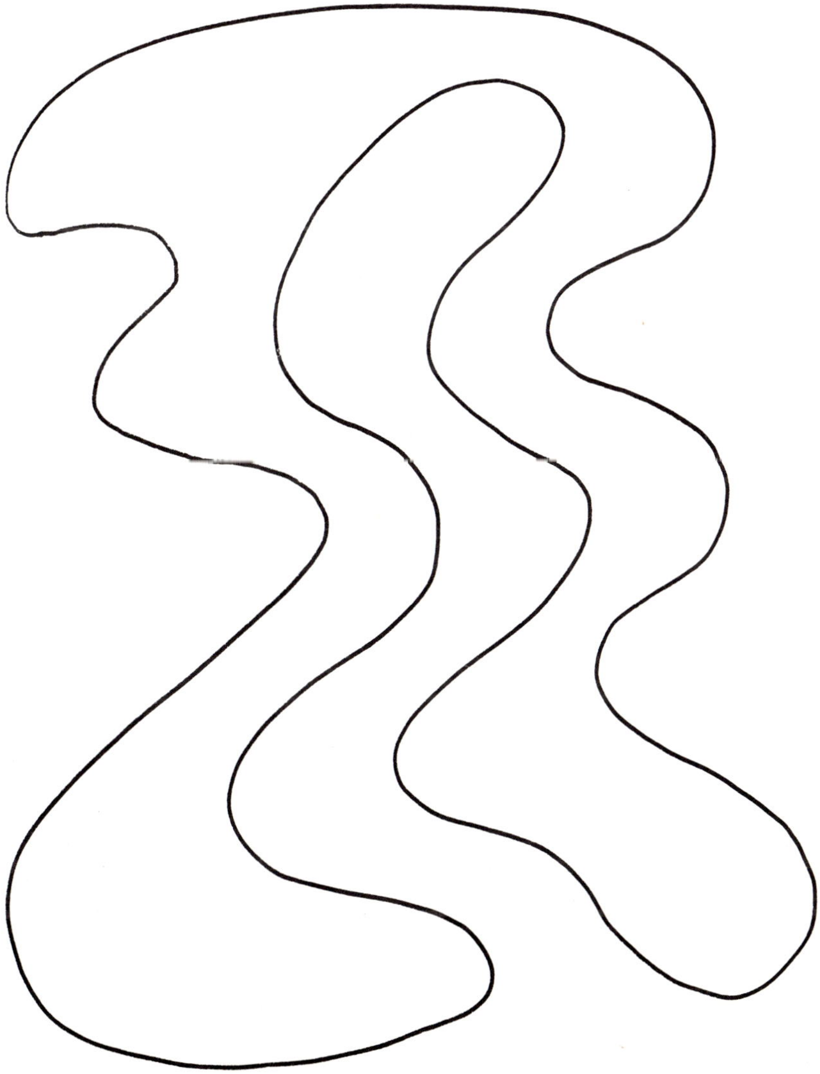

Aktiviere Deine Heilkräfte !

X

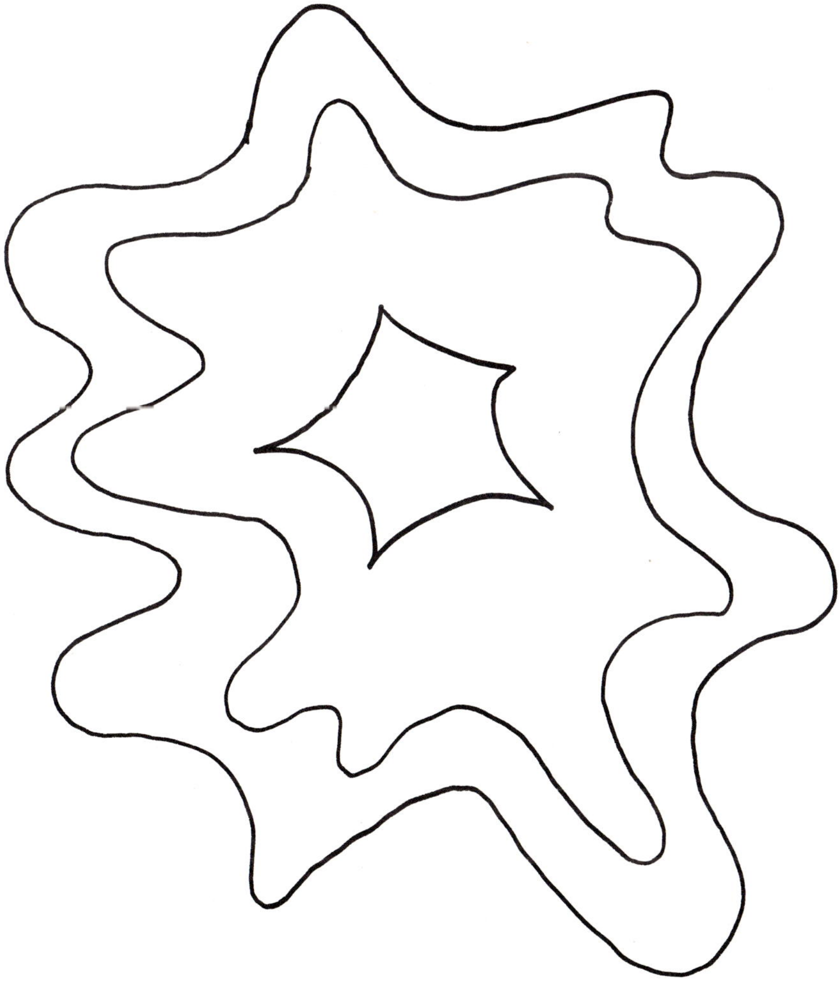

Das Cassetten-Programm

Die folgenden drei Tonbandcassetten begleiten das Programm dieses Buches:

A) Die „Musik zum Mitatmen"

Diese Cassette ist eine neue musikalische Atemtherapie zum Abbau von Streß und gehemmter Atmung. Als leise Hintergrundmusik im normalen Tagesablauf gespielt, verhilft diese Cassette, ohne daß Konzentration auf eine Atemtechnik nötig wäre, auf angenehme Weise zu einem gesunden Atemverhalten. Dies ist der erste wichtige Schritt auf dem Wege zur Sehverbesserung. Dauer 90 Min.

B) Übungen unter Anleitung und Therapie-Session

Diese Cassette führt 30 Min. lang durch ein komplettes Programm aufeinander abgestimmter Übungen.
Die zweite Seite führt durch eine Therapie-Session, in der emotionale Schwierigkeiten, die einer Besserung der Sehfähigkeit entgegenstehen könnten, ausgearbeitet werden. Dauer 60 Min.

C) Die Heilungs-Session

Diese Cassette führt Dich vorsichtig in einen leichten Hypnosezustand und aktiviert dann Dein Gehirn, die zur Heilung notwendigen Anordnungen in die Zellen Deiner Augen zu schicken, die für den Zustand und die Krümmung des Augapfels zuständig sind.
Die andere Seite enthält eine zweite Heilungs-Session, die in differenzierter Weise die Wirkung der ersten erweitert und vertieft.
Dauer 60 Min.

Die Bestellung ist zu richten an:

Marianne Gollub
Postfach 37 03 23
1000 Berlin 37

Bitte Scheck beilegen oder Überweisung auf:
Postscheckkonto 40 16 36-102 Berlin West, Marianne Gollub.

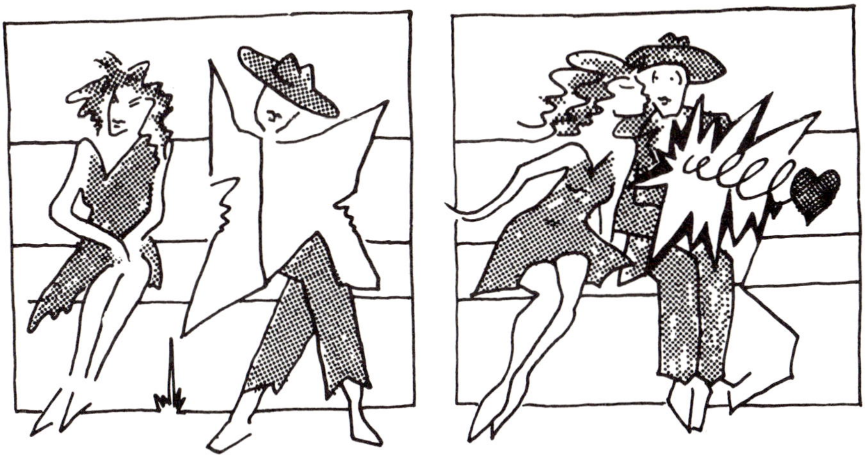

Copyright by Bizarr

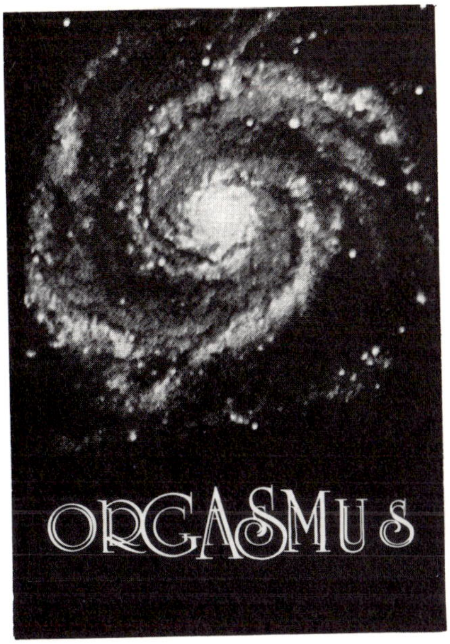

ORGASMUS
Ein Bioenergetikbuch
Jack Lee Rosenberg

Die Arbeiten von Wilhelm Reich und Alexander Lowen schafften die Grundlagen für die Bioenergetik, in der versucht wird, Spannungen, Ängste, psychische Zwänge etc. in erster Linie an Hand von Körperübungen zu lösen. Die Übungen arbeiten an den Stellen am Körper, wo sich die Ängste, Zwänge etc. manifestieren – im Nacken, den Schultern, Becken und Schenkeln, im Gesicht, beim Atmen.
„Orgasmus" enthält sehr viele detailliert beschriebene und gezeichnete Übungen, die man täglich alleine oder mit einem Partner durchführen kann. Rosenberg erweitert die reine Bioenergetik noch um Übungen und Sichtweisen aus dem Yoga und dem Tanz und schafft somit ein sehr praktisches Arbeitsbuch, das mittlerweile zu einem der Standardwerke der humanistischen Psychologie zählt.
Unser Bestseller, inzwischen in der siebten Auflage!!

184 Seiten, über 100 Zeichnungen
Vierfarbumschlag, kartoniert 24 x 17 cm
7. Auflage, ISBN 3-922 389-00-7

HERZSCHLAG

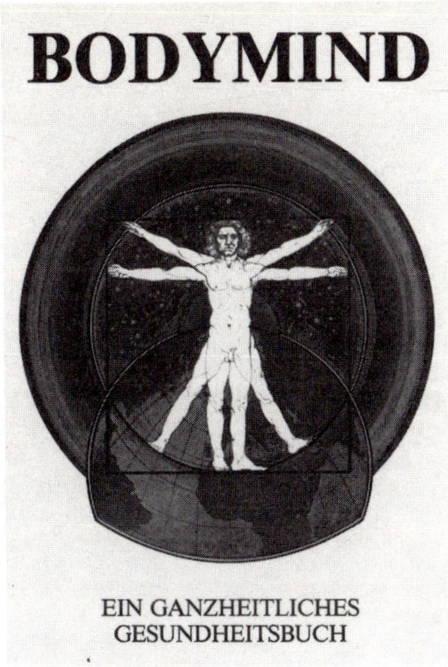

BODYMIND
Ein ganzheitliches Gesundheitsbuch
Don Ethan Miller

„Bodymind" ist ein ganzheitliches Gesundheitsbuch, das sich an alle richtet, die an einem bewußteren, freudvolleren Leben interessiert sind. „Wir Menschen besitzen anscheinend zwei Aspekte: unsere alte, primitive, animalische Natur, die physisch und instinktmäßig oder natürlich ist, und unsere neuere, historische, zivilisierte Natur, die gebildet, intellektuell, rational, technologisch oder kulturell ist. Diese beiden Seiten vertragen sich nicht immer sehr gut ... es ist das Ziel dieses Buches, beide zu verbinden. Dies wäre ein Gesundheitszustand, der kein Kompromiß zwischen Natur und Kultur ist, sondern etwas Größeres, das beide vereint."
Atem, Flexibilität, Entspannung, Sex und Liebe, Hara, Ernährung, diese und mehr Themen werden von verschiedenen Seiten beleuchtet, einzelne Wege beschrieben und schaffen so für den Leser die Möglichkeit, das zu finden, was für ihn anwendbar ist.
Gleichzeitig bietet das Buch einen guten Überblick über die Wege des „neuen Körperbewußtseins".

176 Seiten, 29 Zeichnungen
Vierfarb-Umschlag, kartoniert, 24 x 17 cm
2. Auflage, ISBN 3-922 389-02-3